Karin Schleider, Gisela Wolf

Lern-, Verhaltens- und Entwicklungsstörungen bei Kindern
und Jugendlichen in Praxisbeispielen

Ein Übungsbuch für die verhaltenstherapeutische
Aus- und Weiterbildung von PädagogInnen

W0089028

LAMBERTUS

Karin Schleider, Gisela Wolf

Lern-, Verhaltens- und Entwicklungsstörungen bei Kindern und Jugendlichen in Praxisbeispielen

Ein Übungsbuch für die verhaltenstherapeutische Aus- und Weiterbildung von PädagogInnen

LAMBERTUS

Hinweis des Verlags:
Bei den Fallbeispielen handelt es sich um typisierte, didaktische Fall-
konstruktionen aus der beruflichen Praxis und nicht um authentische
Falldarstellungen.

Deutsche Bibliothek – CIP-Einheitsaufnahme

Ein Titeldatensatz für diese Publikation ist bei
der Deutschen Bibliothek erhältlich.

Alle Rechte vorbehalten
© 2009, Lambertus-Verlag, Freiburg im Breisgau
www.lambertus.de
Umschlaggestaltung: Nathalie Kupfermann, Bollschweil
Herstellung: Franz X. Stückle, Druck und Verlag, Ettenheim
ISBN 978-3-7841-1866-6

Inhalt

VORWORT

In der Lehre der klinischen Kinder- und Jugendpsychologie für PädagogInnen werden wir oft mit Fragen konfrontiert, wie fachwissenschaftliche Grundlagen zu einzelnen Lern-, Verhaltens- und Entwicklungsstörungen und möglichen Interventionsmethoden in der Praxis umgesetzt werden können.

In diesem Buch versuchen wir, an ausgewählten praxisnahen Beispielen, die Prozesse des Transfers klinisch-psychologischen Fachwissens auf konkrete Fragestellungen der Praxis transparent zu machen. Wir haben diesen Band als Arbeitsbuch mit Übungsaufgaben konzipiert, um eine fundierte Auseinandersetzung mit den beschriebenen Praxisbeispielen möglich zu machen. Dementsprechend stellt die Darstellung der pädagogisch-psychologischen Arbeit in der Praxis mit den entsprechenden Übungsaufgaben nach einer theoretischen Einführung den Schwerpunkt dieses Buches dar.

Die einzelnen Übungsbeispiele wurden angeregt aus der Praxis. Alle personenbezogenen Angaben wurden völlig anonymisiert und stark verändert. Darüber hinaus erfolgte aus didaktischen Gründen eine Typisierung und Vergröberung der Beispiele.

Wir hoffen, dass dieses Buch einen Beitrag dazu leistet, die professionellen Handlungskompetenzen von Studierenden der Pädagogik und AusbildungskandidatInnen der Kinder- und Jugendpsychotherapie im Umgang mit kindlichen und jugendlichen KlientInnen und deren Angehörigen zu erweitern. Das wichtigste Lernziel des Buches besteht darin, Kindern und Jugendlichen mit Lern-, Verhaltens- und Entwicklungsstörungen respektvoll und fachkompetent begegnen zu können.

Das Hauptwerkzeug der klinischen Psychologie stellt die Sprache dar. Wir möchten in diesem Buch auch zu einem sensiblen Umgang mit Sprache Mut machen und haben uns für eine geschlechtergerechte Sprache entschieden. In den Fällen, wo wir im theoretischen Teil von einzelnen KlientInnen oder Professionellen sprechen, wechseln wir die Geschlechtsbezeichnungen so, dass Angehörige jedes Geschlechts sich sowohl in der Bezeichnung der KlientInnen als auch der TherapeutInnen wieder finden können.

Über Rückmeldungen zu diesem Arbeitsbuch freuen wir uns.

Karin Schleider und Gisela Wolf

Theoretische Grundlagen der psychologisch-pädagogischen Fallarbeit

1 GEBRAUCH DES BUCHES

Zielgruppe und Überblick

Dieses Buch richtet sich an Studierende der Psychologie, Sozialpädagogik, Sozialarbeit und Pädagogik sowie an PädagogInnen und PsychologInnen, die sich in der Ausbildung zur approbierten Kinder- und JugendpsychotherapeutIn befinden. Der vorliegende Band kann zum Selbststudium und zur Arbeit in Übungsgruppen genutzt werden und eignet sich darüber hinaus zum Einsatz in der Lehre.

Die LeserInnen werden anhand des Buches in die Grundlagen der klinisch-psychologischen Fallarbeit der Kinder- und Jugendpsychotherapie eingeführt. Diese Grundlagen sind auch von erheblicher Bedeutung für die pädagogische Arbeit mit Kindern und Jugendlichen mit Lern-, Verhaltens- und Entwicklungsstörungen.

Im Anwendungsteil des Buches wird anhand von elf stark überarbeiteten Fallbeispielen aus der psychologisch-pädagogischen Praxis die konkrete therapeutische Arbeit mit Kindern und Jugendlichen vorgestellt. Dabei werden die Falldokumentation, die Diagnostik, die Interventionsplanung und -durchführung und die Qualitätskontrolle der therapeutischen Interventionen an Praxisbeispielen erarbeitet.

Bei diesem Buch handelt es sich um ein Arbeitsbuch. Dementsprechend schließt sich an jedes Praxisbeispiel ein Übungsteil an. Die Übungsvorschläge umfassen sowohl Übungen, die in Einzelarbeit geleistet werden können, als auch Übungen für die Arbeit in Gruppen und Teams.

Die Arbeit mit diesem Übungsbuch erfordert auch die Lektüre von aktueller Sekundärliteratur. Literaturempfehlungen zu jeder Fallkonstellation werden gegeben. Da sich klinisch-psychologisches Wissen jedoch kontinuierlich weiterentwickelt, empfehlen die Autorinnen auch die Recherche aktueller Literatur in den in Kapitel 4 vorgestellten Datenbanken.

Sprachwahl

Sprache stellt in der pädagogischen und psychotherapeutischen Arbeit ein zentrales und bewusst eingesetztes Kommunikationsmittel dar. In allen sozialen Handlungsfeldern ist mit Sprache sehr sensibel umzugehen. Sprache bildet Wirklichkeit nicht einfach ab, sondern konstruiert Perspektiven, drückt Bedeutungszuschreibungen aus und prägt Perspektiven und Handlungen (Herek, Kimmel, Amaro & Melton 1991).

Sprache dient der Verständigung zwischen Personen. Die Arbeit in pädagogischen und psychotherapeutischen Settings verlangt die Kommunikation mit Personen mit ganz unterschiedlichen Hintergründen, unterschiedlichen professionellen Qualifikationen, unterschiedlichen kognitiven Fähigkeiten und verschiedenen und zum Teil divergierenden Interessen. In der psychologischen Arbeit mit Kindern und Jugendlichen stehen die Fachkräfte vor der Herausforderung, mit ihrer Sprachwahl die KlientInnen und ihre Angehörigen zu erreichen, durch die Sprache das vorhandene Fachwissen verstehbar fallbezogen mitzuteilen und sich im Rahmen der Arbeit im psychosozialen Netz mit zahlreichen Angehörigen weiterer Professionen auszutauschen, zum Beispiel mit psychologischen KollegInnen, MedizinerInnen, PädagogInnen, manchmal auch mit JuristInnen und anderen Professionellen. Da in den unterschiedlichen Professionen zum Teil verschiedene Benennungen verwendet werden, müssen in der interprofessionellen Vernetzungsarbeit gelegentlich Kommunikationsbarrieren überbrückt werden, um sicherzustellen, dass Informationen so weitergegeben werden, dass für die KlientInnen ein ihrer Situation, ihren Bedürfnissen und ihren Interessen entsprechendes professionelles Unterstützungsangebot gestaltet werden kann.

Einige der in diesem Buch verwendeten zentralen Fachbegriffe werden im Folgenden kurz vorgestellt und in ihren Implikationen erläutert.

„Klient" und „Klientin"

Als „KlientInnen" werden diejenigen bezeichnet, die eine Psychotherapie in Anspruch nehmen und auf die sich im Sinne des Behandlungsauftrages die Interventionen konzentrieren. Das Wort „Klientin" stammt aus der Gesprächspsychotherapie und soll dafür sensibilisieren, dass „KlientInnen" aktive NutzerInnen von therapeutischen Angeboten sind. So entscheiden letztendlich die KlientInnen, welche Angebote sie annehmen oder ablehnen möchten.

Die Verantwortung von Beraterinnen und Psychotherapeutin liegen demgegenüber darin, die KlientInnen so umfassend über die therapeutischen Möglichkeiten zu informieren, dass diese ihre Entscheidungen in Bezug auf die Therapie auch im Wissen um die Konsequenzen treffen können.

Insbesondere in der Psychotherapie mit Kindern und Jugendlichen wird schnell deutlich, dass hinter den Problemen der jungen KlientInnen Schwierigkeiten in ihren sozialen Netzen stehen können. Zwar sind die kindlichen und jugendlichen KlientInnen diejenigen, die mit einer psychischen „Störung" vorgestellt werden, vielfach werden jedoch bei der Analyse der Problematiken der KlientInnen Störungen im sozialen System, in dem diese Kinder und Jugendlichen leben, sichtbar. Eine Lern-, Verhaltens- und Entwicklungs-„störung" eines Kindes und Jugendlichen kann dann auch als ein Signal für Störungen im sozialen Umfeld gedeutet werden. Mit dieser Deutung gewinnt die „Störung" eines Menschen eine kommunikative Funktion für das soziale System, in dem er lebt. Dieser Sachverhalt wird besonders in systemischen Ansätzen fokussiert, die Menschen mit einer psychischen Störung entsprechend als „IndexklientInnen" bezeichnen (vgl. Retzer 2008). Die systemische Sichtweise bewährt sich besonders in der Arbeit mit Kindern und Jugendlichen, da diese durch ihre existenziellen Bedürfnisse sehr eng an das soziale Bezugssystem der Herkunftsfamilie oder an andere sie versorgende Erwachsene angebunden sind. Lern-, Verhaltens- und Entwicklungs-„störungen" von Kindern und Jugendlichen entstehen in Wechselwirkung mit den Botschaften, die Kinder und Jugendliche von den Erwachsenen aus ihrer Umgebung erhalten.

TherapeutInnen stehen in der praktischen Arbeit mit Kindern und Jugendlichen dem entsprechend vielfach vor dem Dilemma, dass ihr Behandlungsauftrag sich zwar explizit auf die jeweiligen kindlichen oder jugendlichen KlientInnen richtet, sich aber gleichzeitig im sozialen Bezugssystem der psychotherapeutisch behandelten Kinder oder Jugendlichen auch Probleme zeigen können, deren Behandlung von den erwachsenen Bezugspersonen des Kindes oder Jugendlichen oft nicht intendiert ist. Die Perspektive, dass ein junger Klient ein „Indexklient" sein kann, wird von dem sozialen System, in dem Kinder und Jugendliche mit psychischen „Störungen" leben, nur selten geteilt. In der verhaltenstherapeutischen Psychotherapie wird dem entsprechend der Fokus der Behandlung auf die KlientInnen gelegt. Das soziale Bezugssystem wird jedoch in der Arbeit mit jungen KlientInnen immer mit einbezogen und es werden auch in der Interventionsplanung Ziele für die wichtigen erwachsenen Bezugspersonen der jungen KlientInnen definiert. Es findet aber im therapeutischen Setting keine Verschiebung des Fokus der Behandlung von den jungen KlientInnen weg zu den erwachsenen Bezugspersonen statt. Diagnostik und Interventionen beziehen sich ausdrücklich auf die kindlichen und jugendlichen KlientInnen.

„Fall"

Kinder, Jugendliche und Erwachsene, die sich in psychotherapeutische Behandlungen begeben, sind individuelle Persönlichkeiten, mit Bedürfnissen, Plänen, Möglichkeiten, Träumen und Handlungsweisen. Eine „Fallbeschreibung" kann und soll dieser Individualität nicht gerecht werden. Es würde auch eine Grenzverletzung darstellen, wenn Professionelle im psychosozialen Versorgungsnetzwerk all das, was einen Menschen in seiner individuellen Besonderheit ausmacht, erfragen würden (vgl. Warnke 2006).

Mit der Beschreibung der Situation, der Schwierigkeiten und Ressourcen eines Menschen im Rahmen einer Falldarstellung wird eine gezielte Reduktion der Komplexität einer menschlichen Biografie vorgenommen, um mit diesem Menschen in Richtung der konsensuell entwickelten Ziele arbeiten zu können. Ein „Fall" ist im medizinischen und psychologischen Diskurs die Beschreibung einer Person, die von einer psychischen „Störung" oder einer körperlichen Krankheit betroffen ist, deshalb Kontakt zu Professionellen im Gesundheitswesen aufnimmt und dort zum Ziel von professionellen Interventionen wird (vgl. Fichter & Meller 2008). Eine klinisch-psychologische „Fallbeschreibung" umfasst also lediglich Daten, die für die therapeutische und ggf. auch pädagogische Arbeit mit einem Klienten und seinem Bezugssystem notwendig sind. Eine „Fallbeschreibung" beinhaltet verdichtete und kategorisierte Informationen aus Gesprächen mit der Klientin und ihren Bezugspersonen, aus diagnostisch erhobenen Befunden, aus den fallbezogenen Beobachtungen und fachlich fundierten Handlungen der behandelnden Psychotherapeutin. Durch die Fallbeschreibung wird ein Bild von einer Klientin geschaffen, welches die Planung, Durchführung und Evaluation von Interventionsmaßnahmen leiten kann.

Das Wort „Fall" kann im fachlichen Diskurs mit anderen Professionellen im psychosozialen Versorgungssystem im Sinne einer bewusst auf die für Behandlungsentscheidungen relevanten Informationen begrenzten Kommunikation verwendet werden. Im Gespräch mit den KlientInnen selbst und deren Bezugspersonen sollte bedacht werden, dass das Wort „Fall" auch missverständlich negativ im Sinne einer Missachtung der Individualität der entsprechenden KlientInnen konnotiert sein kann. Dementsprechend sollte in Diskursen mit Bezugspersonen von Kindern und Jugendlichen, die sich in Behandlung befinden, nicht von einem „Fall" gesprochen werden, sondern das Kind oder der Jugendliche namentlich benannt werden.

„Störung"

Um den Problematiken des Begriffs der „Krankheit" auszuweichen, beschreibt das Diagnosemanual der Welt-Gesundheits-Organisation ICD-10 psychische Beeinträchtigungen als psychische „Störungen". Der Begriff der psychischen „Störung" wird im ICD-10 definiert als „... klinisch erkennbare(r) Komplex von Symptomen und Verhaltensauffälligkeiten ..., die immer auf der individuellen und oft auch auf der Gruppen- und sozialen Ebene mit Belastung und mit Beeinträchtigung von Funktionen verbunden sind. Soziale Abweichungen oder soziale Konflikte allein, ohne persönliche Beeinträchtigungen sollen nicht als psychische Störung ... angesehen werden." (DIMDI 1993, S. 23). Der klinisch-psychologische Begriff der „Störung" dient damit als Überbegriff für psychische Beeinträchtigungen, die immer vom Individuum selbst auch als Belastung wahrgenommen werden.

Zahlreiche der im ICD-10 zusammengestellten psychischen Beeinträchtigungen werden in Kombination mit dem Begriff der „Störung" benannt (so z.B. „Lese-Rechtschreib-Störung").

Der Begriff der „Störung" zeigt besonders deutlich auf, dass die im klinisch-psychologischen Diskurs verwendete Sprache nicht wertfrei verstanden wird. Mit „Störung" verbinden sowohl kindliche und jugendliche KlientInnen, als auch deren Bezugspersonen und auch zahlreiche Professionelle im psychosozialen und pädagogischen Netzwerk negative Assoziationen. Ein Kind, welches „stört", erlebt von Erwachsenen und anderen Kindern Kritik und Zurückweisung, ein „störendes" Kind im schulischen Unterricht stellt ein Problem für Lehrkräfte und MitschülerInnen dar. „Du bist ja gestört" gehört zum Repertoire der Schimpfworte, mit denen Kinder und Jugendliche konfrontiert werden und sich auch gegenseitig titulieren. Die Bezeichnung einer Person als „gestört" hat erhebliche stigmatisierende Wirkungen.

Für die klinisch-psychologische Arbeit bedeutet der achtsame Umgang mit den Konnotationen des Wortes „Störung", dass der Störungsbegriff zwar in der Kommunikation mit Krankenkassen, ÄrztInnen und psychologischen KollegInnen für die Diagnosemitteilung genutzt wird und deshalb auch in diesem Fallübungsbuch zur Benennung der formalen Diagnose nach ICD-10 Verwendung findet. Im Beratungsgespräch mit den Erziehungsberechtigten des kindlichen oder jugendlichen Klienten sollte hingegen zwar darauf hingewiesen werden, mit welchem Begriff die Problematik des Kindes oder Jugendlichen im medizinischen und psychologischen Diskurs bezeichnet wird, ansonsten aber der Begriff der „Störung" durch weniger negativ besetzte Worte ersetzt werden. Auch in der Kommunikation mit den kindlichen oder jugendlichen KlientInnen selbst sollten alternative Begriffe gewählt werden, um den Aufbau einer guten Behandlungsbeziehung nicht durch stigmatisierende Begriffe zu kompromittieren. So kann im Diskurs mit den KlientInnen und ihren Bezugspersonen zum Beispiel statt von einer „Lese-Rechtschreib-Störung" von „Problemen/Schwierigkeiten mit dem Lesen und Schreiben" gesprochen werden.

2 KLINISCH-PSYCHOLOGISCHE UND PÄDAGOGISCHE ARBEIT MIT KINDERN UND JUGENDLICHEN IM NETZWERK PSYCHOSOZIALER VERSORGUNG

2.1 Kinder und Jugendliche mit Lern-, Verhaltens- und Entwicklungsstörungen in ihren sozialen Bezugssystemen

Aus der Netzwerkperspektive werden Menschen in ihren sozialen Beziehungen betrachtet. Dabei wird deutlich, dass die kognitiven Deutungsstrukturen, die Emotionen und die Lebensgestaltungspraxen von Personen eng damit verbunden sind, wie andere Menschen ihnen begegnen und mit ihnen kommunizieren (Schleider & Wolf 2008). Gerade in der therapeutischen Arbeit mit Kindern und Jugendlichen spielt die Netzwerkperspektive eine große Rolle.

Die Eingebundenheit von KlientInnen in ihre sozialen Beziehungen spielt eine wichtige Rolle sowohl bei der Entwicklung von Ressourcen und als auch in der Ätiologie von psychischen Störungen. In der klinischen Kinder- und Jugendpsychologie wird bei der Analyse der sozialen Netze der KlientInnen in erster Linie die Herkunftsfamilie als primäres Sozialisationssystem von vielen jungen Menschen fokussiert (vgl. Retzer 2006). Wie die Praxisbeispiele in diesem Buch jedoch deutlich machen, werden Kinder und Jugendliche auch von vielen weiteren sozialen Systemen wie Schule, FreundInnenkreis, Sport- und andere Vereine geprägt. Manche Kinder und Jugendlichen leben auch nicht in ihren Herkunftsfamilien, sondern in Heimen, in Pflege oder auch in Patchworkfamilien mit einem biologischen Elternteil und dessen neuen Partner. Wichtige InteraktionspartnerInnen von Kindern und Jugendlichen sind auch ihre Geschwister.

Kinder sind aufgrund ihrer existenziellen Bedürfnisse und ihres Entwicklungsstandes sehr eng an ihr soziales Bezugssystem gebunden. In der Entwicklung ihrer kognitiven Schemata zur Erklärung der Welt und menschlicher Interaktionen sind Kinder angewiesen auf die Deutungen, die Erwachsene ihnen anbieten (Bar-On 1999). Aus den Handlungen, mit denen erwachsene Bezugspersonen Kindern begegnen, leiten Kinder ihren Selbstwert und die Einschätzung ihrer eigenen Handlungskompetenzen ab. Erwachsene stellen für Kinder und auch Jugendliche wichtige Handlungsmodelle dar. Kinder haben kaum Möglichkeiten, ein dysfunktionales Bezugssystem als solches zu erkennen, wenn sie sich innerhalb dessen befinden. Sie können sich auch nicht aus eigener Kraft daraus lösen. Bei der Diagnostik von Kindern ist deshalb zu berücksichtigen, dass diese schädigende familiäre Strukturen kaum benennen können. Dies ist besonders wichtig, wenn es um die Diagnostik von Gewalterfahrungen von Kindern geht. Gewaltbetroffene Kinder können ihre verletzenden Erfahrungen oft nur durch Verhaltensauffälligkeiten kommunizieren (Valle & Lutzker 2006, Hoch-Espada, Ryan & Deblinger 2006).

Jugendliche verfügen über mehr Möglichkeiten, auch selbst eine Definition ihrer Probleme mit Bezugspersonen vorzunehmen und Entscheidungen über ihre sozialen Kontakte zu treffen. Sie haben im Vergleich zu Kindern mehr Handlungsspielraum bei der Aufnahme von Kontakten zu MitschülerInnen und anderen jugendlichen Peers. Kognitionen, wie das Selbstwertgefühl, die Einschätzung der eigenen sozialen Kompetenzen und der sozialen Attraktivität, sowie Emotionen, die Fähigkeit, zu vertrauen, soziale Ängste oder Zuversicht, beeinflussen Entscheidungen von Jugendlichen, ob und welche Kontakte sie aufzunehmen und ob und wie sie diese weiter führen (vgl. Röhrle 1994).

2.2 Kinder und Jugendliche mit Lern-, Verhaltens- und Entwicklungsstörungen im professionellen psychosozialen Versorgungssystem

In Deutschland existiert eine Vielzahl von therapeutischen Professionen. Die Vernetzung von Lehrkräften, SozialarbeiterInnen, MedizinerInnen, PsychologInnen und weiteren Professionellen soll eine fachspezifische Zuweisung von KlientInnen ermöglichen. Die fallbezogene Zusammenarbeit der Professionellen spielt eine wichtige Rolle in der Gestaltung einer evidenzbasierten medizinischen und psychosozialen Versorgung von KlientInnen. Um fachlich fundierte Weiterverweisungsentscheidungen treffen zu können, muss jede/-r Professionelle auch über die Kompetenzen und Arbeitsbereiche der anderen psychosozialen und medizinischen Fachkräfte informiert sein. Dementsprechend umfasst das Berufsprofil von klinischen Kinder- und JugendpsychotherapeutInnen auch eine enge Zusammenarbeit mit zahlreichen anderen Professionellen im psychosozialen Versorgungsnetzwerk, wie ÄrztInnen, ErzieherInnen, Lehrkräften, SozialarbeiterInnen und anderen.

Die in den Praxisbeispielen beschriebenen Kinder und Jugendlichen haben alle als KlientInnen einen Weg durch das psychosoziale Versorgungssystem genommen, auf dem sie VertreterInnen unterschiedlicher Professionen begegnet sind. Anlass für die Aufnahme von Kontakten der kindlichen und jugendlichen KlientInnen in das professionelle psychosoziale Versorgungsnetzwerk waren immer Anregungen, Interventionen und Problemdefinitionen durch erwachsene Bezugspersonen.

In den Praxisbeispielen werden die Weiterverweisungswege der Kinder und Jugendlichen bis zu einer psychotherapeutischen Begleitung und Behandlung nachgezeichnet. Im Verlauf des Weiterverweisungsprozesses wurden zum Teil die Etikettierungen (vgl. Röhrle 1994) und Deutungen der Problematiken der betreffenden Kinder und Jugendlichen verändert.

Der Erstkontakt in das psychosoziale Versorgungsnetzwerk (vgl. Kersbaum 2006) erfolgte durch die Initiative von Eltern, SozialarbeiterInnen oder auf Anraten der Schule. Eine wichtige Rolle in diesem Netzwerk kam in vielen Fällen der erstbetreuenden Ärztin zu, die die Erstdiagnostik durchführte und Empfehlungen für eine Überverweisung aussprach. Der weitere Weg verlief dann über KinderärztInnen, PsychiaterInnen und NeurologInnen zur Abklärung der organischen Symptomatik bis hin zur Psychotherapie.

2.3 Netzwerkbezogene Interventionen in der therapeutischen Arbeit mit Kindern und Jugendlichen mit Lern-, Verhaltens- und Entwicklungsstörungen

Vor dem Hintergrund der sozialen Eingebundenheit von KlientInnen beinhaltet klinische Kinder- und Jugendpsychotherapie immer auch die therapeutische Arbeit mit sozialen Systemen. Die sozialen Bezugssysteme von jungen KlientInnen müssen dementsprechend bereits bei der Diagnostik berücksichtigt werden. Dabei muss analysiert werden, welches Verhalten von Bezugspersonen dem Handeln von den KlientInnen vorgängig ist und wie sich wiederum Verhaltensänderungen bei den jungen KlientInnen auf ihre sozialen Systeme auswirken.

Netzwerkbezogene Interventionen spielen in der therapeutischen Praxis mit Kindern und Jugendlichen eine entscheidende Rolle. Die netzwerkbezogenen Interventionen (vgl. Röhrel & Sommer 1998 und Straus und Höfer 1998) die in den in diesem Buch beschriebenen Praxisbeispielen durchgeführt wurden, beinhalteten

- eine Stärkung und Empowerment vorhandener und für das betreffende Kind/ Jugendlichen förderlichen sozialen Netzwerke durch Psychoedukation für die Bezugspersonen und konkrete Interventionen bei den Bezugspersonen der jungen KlientInnen, die wiederum zu einer Entlastung der betreffenden Kinder und Jugendlichen führten,
- den Aufbau neuer Netzwerke (z.B. Freundschaftskontakte bei Jugendlichen, Integration in eine therapeutische Gruppe bei Kindern und Jugendlichen) und die Ermöglichung altersangemessenen sozialkompetenten Lernens in Gruppensituationen,
- die Ermöglichung einer Distanzierung von schädigenden sozialen Bezugssystemen (z.B. gewalttätige Herkunftsfamilie, delinquente Jugendgruppe).

In der praktischen Arbeit mit den sozialen Netzwerken von jungen KlientInnen ist zu beachten, dass die Therapeutin für die Einbindung von erwachsenen Bezugspersonen wie zum Beispiel Lehrkräfte, TrainerInnen etc. in die Psychotherapie eine entsprechende Schweigepflichterklärung der Eltern beziehungsweise Sorgeberechtigten benötigt.

Die Netzwerkperspektive bietet auch ein wichtiges Handwerkszeug, um die Eingebundenheit von Psychotherapie in makrosoziale gesellschaftliche Strukturen zu erkennen. So sollte Psychotherapie mit kindlichen oder jugendlichen KlientInnen auch eine Reflexion der Machtpositionen von Erwachsenen gegenüber Kindern und Jugendlichen beinhalten. Eine sorgfältige Analyse der Abhängigkeiten, in denen Kinder und Jugendliche sich befinden, und der Schwierigkeit, dass kindliche und jugendliche KlientInnen Entscheidungen für eine medizinische Abklärung, eine Psychotherapie oft nicht eigeninitiativ treffen können, hat praktische Konsequenzen für die jeweilige Interventionsplanung. Pädagogische wie psychologische Fachkräfte stehen vor der Aufgabe, kindlichen und jugendlichen KlientInnen ihren Weg durch das professionelle Versorgungssystem verständlich zu machen und ihnen Psychotherapie so zu erklären, dass sie verstehen, was dabei mit ihnen geschieht und ihre Meinung dazu äußern können (vgl. Dippolt, Wiethoff, Rothärmel, Wolfslast, Konopa, Naumann, Keller & Fegert 2003 und Kap. 3 in diesem Buch).

2.4 Leitlinien psychotherapeutischer Praxis

Eine Kenntnis der Leitlinien psychotherapeutischer Praxis stellt die Voraussetzung professionellen psychotherapeutischen Arbeitens dar. Auch für PädagogInnen, die mit Kindern und Jugendlichen mit Lern-, Verhaltens- und Entwicklungsstörungen arbeiten, ist es wichtig, diese Leitlinien zu kennen, da diese eine transparente Abschätzung der Qualität therapeutischen Arbeitens ermöglichen. Insbesondere die Grundlagen einer fachlich kompetenten Beziehungsgestaltung und die Anforderung, das eigene Handeln an ethischen Leitlinien und aktuellen evidenzbasierten fachlichen Standards zu orientieren, sind für alle Fachkräfte im psychosozialen Versorgungsnetz relevant.

Um KlientInnen die bestmögliche Behandlung anbieten zu können, sind PsychotherapeutInnen aufgrund ihrer Berufsethik dazu verpflichtet, kunstgerecht („lege artis") zu arbeiten. Kunstgerechtes Arbeiten umfasst die sorgfältige Gestaltung der Therapiebeziehung, die Einhaltung der ethischen Leitlinien, die Orientierung der therapeutischen Praxis am Stand der psychologischen Wissenschaft und die nachvollziehbare und rational begründbare Adaption des therapeutischen Vorgehens an den jeweiligen Besonderheiten der Lebenssituation und Person der KlientInnen. Sowohl die therapeutische Beziehung als auch therapeutische Techniken sind Gegenstände umfangreicher Forschungen mit dem Ziel, evidenzbasierte Leitlinien für die Gestaltung psychotherapeutischer Prozesse zu erarbeiten, an denen sich TherapeutInnen in der Praxis im Interesse einer fachlichen Fundierung ihres professionellen Handelns orientieren sollen (Fisher & O'Donnohue 2006, Norcross 2002).

2.4.1 Therapeutische Beziehungen

Die Entwicklungsprozesse von KlientInnen in einer Psychotherapie werden von der Ausgangssituation der KlientInnen, therapieexternen Faktoren (wie den Selbsthilfebemühungen und der sozialen Vernetzung der

KlientInnen), der therapeutischen Beziehung und den verwendeten therapeutischen Techniken geprägt (Lambert & Barley 2002). Psychotherapie ist ein interpersonelles Unterfangen (Norcross 2002) und die sorgsame und reflektierte Gestaltung der therapeutischen Beziehung durch die Psychotherapeutin spielt eine wesentliche Rolle für den Behandlungsverlauf. Eine respektvolle und wertschätzende Haltung gegenüber KlientInnen und deren Bezugspersonen stellt die Grundlage kunstgerechten therapeutischen Handelns dar. Diese therapeutische Haltung ist eine notwendige Bedingung dafür, dass KlientInnen therapeutische Interventionen annehmen können und in der Therapie ihre Ressourcen nützen können (Finke 2003).

Zahlreiche Untersuchungen belegen die Bedeutung einer sorgfältigen Gestaltung der therapeutischen Beziehung für die Durchführung und den Erfolg einer Psychotherapie (vgl. zusammenfassend Grawe, Donati & Bernauer 1995, Norcross 2002). So gehen Stucki und Grawe (2007) davon aus, dass letztendlich der Einfluss von Beziehungsfaktoren auf das Behandlungsergebnis größer ist als der Einfluss einzelner Interventionstechniken.

Ignorante, zurückweisende und ihre KlientInnen beschuldigende TherapeutInnen sind nachweislich weniger erfolgreiche TherapeutInnen (Lambert & Barley 2002).

Für die Gestaltung einer guten therapeutischen Beziehung spielt die Anerkennung des Klienten, die sich im Bekunden von Interesse und Ermutigung durch die Therapeutin ausdrückt, eine wichtige Rolle. Des Weiteren muss die Therapeutin in der Lage sein, die Lebenswelt des Klienten zu verstehen, und dieses Verständnis auch einfühlsam kommunizieren können. Dies verlangt von TherapeutInnen, die mit Kindern und Jugendlichen arbeiten, auch ein Sich-Hineinversetzen in kindliche und jugendliche Lebenswelten und die Verwendung einer kind- beziehungsweise jugendgerechten Sprache.

Die Psychotherapieforschung belegt die Bedeutung der „Passung" zwischen den Handlungen der Therapeutin und den Bedürfnissen des Klienten (Norcross 2002). So sollte auch die therapeutische Beziehung so gestaltet werden, dass sie den Bedürfnissen der KlientInnen entgegen kommt. Junge KlientInnen, die in eine Psychotherapie aufgenommen werden, haben oft ein hohes Sicherheitsbedürfnis, weil ihnen das therapeutische Setting zunächst unvertraut ist. Bei Jugendlichen spielt das Bedürfnis nach Autonomie eine große Rolle. In der therapeutischen Praxis ist es dementsprechend wichtig, dass ein Therapeut offen ist für die Kommunikation der Bedürfnisse durch seinen Klienten. TherapeutInnen sollten dabei auch eine Veränderung der Bedürfnisse ihrer KlientInnen im Verlauf des Therapieprozesses im Blick behalten und die KlientInnen um Rückmeldung zu ihren Eindrücken bezüglich der therapeutischen Beziehung bitten. Treten Beeinträchtigungen der therapeutischen Beziehung auf, müssen diese effektiv und zeitnah bearbeitet werden, damit weitere Interventionen auch konstruktiv wirken können.

2.4.2 Ethische Leitlinien psychotherapeutischer Praxis

Ethische Leitlinien sollen gewährleisten, dass Psychotherapie fachkompetent durchgeführt und beendet wird. Die in den ethischen Leitlinien postulierten Handlungsprinzipien dienen dem Schutz des Klienten/der Klientin im Rahmen der therapeutischen Arbeitsbeziehung.

Bei der therapeutischen Beziehung handelt es sich um ein zeitlich begrenztes Arbeitsbündnis mit definierten Rollen. TherapeutInnen sind in diesem Kontext professionelle Fachkräfte, die einen definierten psychotherapeutischen – hier: verhaltenstherapeutischen – Ausbildungsgang durchlaufen haben und ihr Fachwissen gegen Bezahlung zur Arbeit an den psychischen Störungen der KlientInnen zur Verfügung stellen. KlientInnen sind diejenigen, auf die sich die fachlich geplanten Interventionen beziehen.

Im psychotherapeutischen Arbeitsbündnis befindet sich die Therapeutin in einem Machtvorsprung, da sie zum einen über Wissen verfügt, welches der Definition, Einordnung und Behandlung der „Störungen" der Klientin dient. Zudem erwirbt die Therapeutin im Laufe des therapeutischen Prozesses sehr persönliche Informationen über Schwächen, Leiden, Schwierigkeiten und Ressourcen der Klientin und ihrer Bezugspersonen. In der Arbeit mit Kindern und Jugendlichen ist der Machtvorsprung der Therapeutin noch durch das geringere Wissen kindlicher und jugendlicher KlientInnen und deren im Verhältnis zu Erwachsenen eingeschränkten Möglichkeiten zur Selbstbestimmung in existenziellen Angelegenheiten (z.B. Wahl der sozialen Bezugspersonen) besonders ausgeprägt. Kindliche und jugendliche KlientInnen sind in der Psychotherapie verletzlicher als erwachsene KlientInnen. Dementsprechend müssen die in den ethischen Leitlinien in der Arbeit mit kindlichen und jugendlichen KlientInnen besonders sorgsam beachtet und die darin geforderten Handlungen auf die Bedürfnisse von kindlichen und jugendlichen KlientInnen abgestimmt werden.

Die ethischen Leitlinien professionell durchgeführter Psychotherapie umfassen zunächst *den Grundsatz, dem Klienten oder der Klientin nicht zu schaden.* Dies bedeutet für die Therapeutin

- Interventionen am aktuellen Stand der psychotherapeutischen Forschung und Kunst zu orientieren,
- die Grenzen der eigenen Fähigkeiten zu kennen und die Fachkompetenz von weiteren psychologischen oder medizinischen TherapeutInnen hinzuzuziehen, wenn die Grenzen der eigenen Fähigkeiten und Möglichkeiten erreicht sind,
- problematische Situationen in der Therapie zu antizipieren, Therapiemisserfolge zu analysieren und therapeutische Fehler zu vermeiden,
- bei negativen Therapieeffekten gegenzusteuern,
- durch sorgfältige Dokumentation eine Überprüfung der Therapieeffekte möglich zu machen

(vgl. Aktionsbündnis Patientensicherheit 2008, Fisher & O'Donnohue 2006, Märtens 2002, Schwarz 2006, Warnke 2006).

Um die Selbstständigkeit des/ der Klientin zu erhalten, sollte eine Psychotherapie dem *Prinzip der minimalen Intervention* folgen (vgl. Fisher & O'Donohue 2006, Kanfer, Reinecker & Schmelzer 2006). Dies bedeutet, dass den KlientInnen mit sorgsam ausgewählten, notwendigen Interventionen geholfen werden sollte, die darauf begrenzt werden, definierte therapeutische Ziele zu erreichen.

Die Behandlung sollte beendet werden, sobald der Klient sich in seinem sozialen Umfeld wieder eigenständig weiterentwickeln kann. Die Behandlung wird auch beendet, wenn der Klient von ihr nicht mehr profitieren kann oder durch eine Weiterbehandlung Schaden (z.B. seiner Selbsteffizienzerwartung) erleiden würde (vgl. Warnke 2006, S. 271).

Ein weiteres ethisches Prinzip beinhaltet das *Erfordernis des informierten Einverständnis des Klienten/der Klientin* für die psychotherapeutischen Maßnahmen. Ein informiertes Einverständnis ist nur möglich, wenn dem Klienten in einer für ihn verständlichen Kommunikation die Psychotherapie, ihre Dauer, ihre Ziele, ihre Alternativen und Nebenwirkungen und die geplanten Interventionen erklärt werden (Fisher & O'Donohue 2006, Warnke 2006).

KlientInnen können sich nur mit dem einverstanden erklären, was sie in ihrer Bedeutung erfassen können. Gerade Kinder und Jugendliche können ihr diesbezügliches Aufklärungsbedürfnis häufig nicht deutlich äußern, was gelegentlich zu einer Unterschätzung dieses Bedürfnisses durch die behandelnden TherapeutInnen führt (Dippolt et al. 2003). TherapeutInnen sollten prinzipiell davon ausgehen, dass kindliche und jugendliche KlientInnen ein großes Interesse daran haben, zu verstehen, was sie in einer Psychotherapie erwartet. Für die Behandelnde bedeutet dies, kindlichen und jugendlichen KlientInnen ihre Diagnose, Therapie, Therapieziele, Prognose und Interventionen auf kind- beziehungsweise jugendgerechte Art und Weise zu erklären und dabei auch die Verarbeitungsmöglichkeiten von Kindern und Jugendlichen zu beachten. So kann es in der Arbeit mit jungen KlientInnen sinnvoll sein, manche Informationen zu wiederholen oder noch mal in anderen Worten wieder zu geben. Therapeutinnen sollten sich immer wieder versichern, ob die kindlichen und jugendlichen KlientInnen auch verstanden haben, was die Therapie beinhaltet. Ein Verständnis auch junger KlientInnen über das, was mit ihnen im Rahmen einer Therapie geplant wird, ist notwendig, um die Handlungskompetenzen der jungen KlientInnen zu erhalten und zu fördern, damit diese selbst das ihnen Mögliche unternehmen können, um ihre Gesundheit zu schützen und ihre Probleme anzugehen (vgl. Deutsche Gesellschaft für Psychiatrie, Psychotherapie und Nervenheilkunde 2005, Schwarz, 2006). Hierbei muss sorgsam abgewogen werden, welche Entscheidungen Kinder und Jugendliche bereits selbst und eigenständig treffen können, bei welchen Entscheidungen sie Unterstützung benötigen und welche Entscheidungen Erwachsene für kindliche oder jugendliche KlientInnen treffen müssen. So ist es beispielsweise sehr sinnvoll, ein zehnjähriges Kind in kindgerechter Wortwahl über den Sinn einer Gruppe mit gleichaltrigen Kindern zum Abbau sozialer Ängste zu informieren und es zu fragen, wie es an dieser Gruppe teilnehmen möchte. Es würde aber eine Überforderung für einen zwölfjährigen Jugendlichen darstellen, wenn er nach Misshandlungserfahrungen in seiner Herkunftsfamilie alleine entscheiden sollte, ob er weiter in seiner Herkunftsfamilie oder in einer Pflegefamilie leben möchte.

Das rechtsgültige Einverständnis in die Therapie geben die Eltern beziehungsweise Sorgeberechtigten kindlicher oder jugendlicher KlientInnen (vgl. Tschuschke 2005). Dementsprechend sind die Eltern beziehungsweise die jeweiligen Sorgeberechtigten sorgsam über die Diagnose und Therapie der jungen KlientInnen zu informieren. Im Rahmen der Psychoedukation sollte den Eltern beziehungsweise jeweiligen Sorgeberechtigten auch ein Bedingungsmodell vermittelt werden, welches sie befähigt, die Probleme des Kindes oder Jugendlichen zu verstehen und gegebenenfalls selbst Unterstützung bei den psychischen Problemen des Kindes oder des Jugendlichen zu leisten. Für die Eltern beziehungsweise jeweiligen Sorgeberechtigten ist es des Weiteren wichtig, dass die Behandlung in Bezug auf die Kosten, die zeitliche Planung und die Verhaltenserwartungen an sie selbst transparent gestaltet wird.

2.4.3 Evidenzbasierte Interventionsplanung

Um eine kunstgerechte Behandlung zu ermöglichen, sollten in die Therapieplanung und -durchführung die publizierten empirischen Ergebnisse systematischer Psychotherapieforschung Eingang finden (Walshe & Diehl 2004). In Überblicksartikeln und Metaanalysen zusammengefasste Forschungsergebnisse liefern wichtige Grundlagen für die Interventionsplanung. So kann anhand von Forschungsergebnissen abgeschätzt werden, welche diagnostischen Maßnahmen in einem individuellen Fall sinnvoll sein können oder welche Prognose aufgrund der diagnostischen Ergebnisse zu erwarten ist. Mit diesem Wissen können Therapieentscheidungen adäquat geplant und wissenschaftlich abgesichert werden (Möller 2008, Philipp & Laux 2008, Walshe & Diehl 2004)

Qualitätsstandards für die Beurteilung von Studien zur Erforschung von psychotherapeutischen Behandlungen wurden im so genannten „Chambless Report" der American Psychological Association Division 12 Task Force on Promotion and Dissemination of Psychological Procedures publiziert. Danach werden Interventionen als empirisch gut bewährt beurteilt, wenn sie sich in Kontrollgruppenuntersuchungen zweier unabhängig voneinander arbeitender Forschungsteams als wirksam erwiesen haben, oder wenn die Wirksamkeit der Intervention durch eine große Serie von Einzelfallstudien belegt werden kann. Um die Interventionen im Rahmen eines quantitativen Forschungsprojektes beurteilen zu können, müssen sie manualisiert werden (Döpfner 2006, Fisher & O'Donohue 2006, Windeler et al. 2008).

Empirisch gut bewährte psychotherapeutische Behandlungsformen werden im Chambless Report aufgelistet. So werden beispielsweise kognitiv-behaviorale Interventionen bei Angst und Stressbelastungen, interpersonelle und kognitive Therapien bei Depressionen, kognitive Therapien der Bulimie und Verhaltenstherapie bei Übergewicht im Kindesalter als empirisch gut bewährt beurteilt (vgl. Fisher & O'Donohue 2006, dort sind auch auf S. 12 ff. die geprüften Therapien aufgeführt). 2001 wurde die Liste evidenzbasierter Psychotherapien des Chambless Reports überarbeitet (Ollendick & King 2006). Der Ansatz, Listen evidenzbasierter

Psychotherapien zu entwickeln, wurde auch von anderen AutorInnen verfolgt. Aktuellere Zusammenstellungen evidenzbasierter Psychotherapien finden sich in Nathan & Gorman (2002) und Fisher & O'Donnohue (2006) und mit einem speziellen Fokus auf den Bereich der Therapie von Kindern und Jugendlichen in Barrett & Ollendick (2004). Die jeweils neuesten der publizierten Forschungsergebnisse zu einem bestimmten Störungsbild können in den folgenden Datenbanken recherchiert werden.

Die kostenfrei nutzbare Datenbank Medline (www.medline.de) umfasst umfangreiches medizinisches und auch psychologisches Wissen. Auf der englischsprachigen Website www.tripdatabase.com können aktuelle evidenzbasierte medizinische und psychologische Befunde ebenfalls kostenfrei eingesehen werden. Die Arbeitsgemeinschaft der Wissenschaftlichen Medizinischen Fachgesellschaften (AWMF) hat evidenzbasierte Leitlinien zur Behandlung verschiedener psychischer Störungen in deutscher Sprache unter der Internetadresse www.awmf.org veröffentlicht. Systematische Metaanalysen von Therapieverfahren können kostenfrei in der Datenbank der Cochrane Collaboration abgerufen werden (www.thecochranelibrary.com).

Kostenpflichtig ist die Nutzung der Datenbank psycInfo der American Psychological Association, die psychologische Literatur verzeichnet. PsycInfo ist in zahlreichen Hochschulbibliotheken vorhanden und kann über diese Zugänge in Anspruch genommen werden.

Bei den nach den Chambless-Kriterien auf ihre Validität überprüften Therapien handelt es sich in der Regel um Kurzzeit-Interventionen, die unter Bedingungen durchgeführt wurden, die vielfach nicht dem therapeutischen Alltag entsprechen (Fischer 2007). Diese Einschränkung gilt auch für zahlreiche weitere verhaltenstherapeutische Interventionen, die nach 1998 in manualisierter Form publiziert und empirisch geprüft worden sind. Forschungen mit Kontrollgruppendesigns haben Kritik erfahren, weil es gerade im Rahmen von Psychotherapiestudien schwierig ist, die unspezifischen Faktoren, die Veränderungen in der Kontrollgruppe hervorrufen, zu erfassen und weil die Aussagefähigkeit von Kontrollgruppendesigns häufig eingeschränkt ist. So geht es in Kontrollgruppendesigns oft nur um die Frage, ob ein bestimmtes psychotherapeutisches Verfahren im Vergleich mit unspezifischen Einflussfaktoren erfolgreicher ist, aber nicht um die Analyse der Faktoren, die tatsächlich für den Erfolg des psychotherapeutischen Verfahrens verantwortlich sind (Fischer 2007, Greenberg & Watson 2006, Hurst & Nelson-Gray 2006, Rapkin & Trickett 2005, Reed 2006, Stiles 2006). Die theoretische Ausrichtung der Forschenden beeinflusst die Ergebnisse der Forschung (Luborsky & Barrett 2006). Auch konzentriert sich Psychotherapieforschung im Interesse der Komplexitätsreduktion des Forschungsdesigns überwiegend auf monosymptomatische KlientInnen (vgl. Möller 2008). Hingegen haben KlientInnen, die sich in einer psychotherapeutischen Praxis vorstellen, häufig mehrere psychische Beeinträchtigungen. Kurzzeit-Interventionen sind also entsprechend der oft vielfältigen Problemlagen der KlientInnen nicht immer empfehlenswert (Steering Committee 2002).

Trotz und in Bewusstsein der Schwierigkeiten bei der Übertragung von Forschungsbefunden auf die psychotherapeutische Versorgungspraxis müssen die Ergebnisse der evidenzbasierten Psychotherapieforschung in Therapieentscheidungen Eingang finden, um KlientInnen fachlich fundierte Behandlungen anbieten zu können.

Empirisch geprüfte Manuale, wie auch die in diesem Buch bei einigen Falldarstellungen verwendeten (z.B. Petermann & Petermann 2005) bieten sinnvolle und erlernbare Handlungsstrategien an, die in der therapeutischen Praxis an die Individualität der KlientInnen und ihrer Lebenssituationen angepasst werden (Addis & Cardemil 2006).

In der therapeutischen Arbeit müssen TherapeutInnen also einen Transfer der empirisch fundierten Therapien auf die Bedingungen der Versorgungsrealität leisten. Bei der adaptiven Indikationsstellung und Behandlungsplanung muss zum Beispiel berücksichtigt werden, dass unterschiedliche KlientInnen auf die gleiche Intervention unterschiedlich reagieren können und dass es bei der Behandlungsplanung wichtig ist, auch die persönlichen Präferenzen und Wahlentscheidungen von KlientInnen mit einzubeziehen (Rapkin & Trickett 2005). Viele laut Forschungsergebnissen „erfolgreiche" Therapien wirken bei einem Teil der KlientInnen nicht, weil das soziokulturelle Umfeld des Klienten den Therapieerfolg erschwert oder weil eine Intervention nicht für einen individuellen Klienten in seinem Umfeld passt. Für manche KlientInnengruppen liegen nur wenige Studien zur Überprüfung der Wirksamkeit von spezifischen Therapieelementen bei dieser Klientel vor (z.B. für KlientInnen mit Behinderungserfahrungen, vgl. Olkin & Taliaferro 2006). In der psychotherapeutischen Behandlung von individuellen KlientInnen muss oft von der engen Manualisierung der empirisch geprüften Interventionen abgewichen werden (Fischer 2007), um zum Beispiel auf Komorbiditäten oder auf aktuelle Ereignisse adäquat reagieren zu können (Birck 2001). In der

Praxis dauern Therapieprozesse dementsprechend oft länger als im Manual angegeben (vgl. Westen 2005), sie verlaufen auch oft nicht gradlinig, sondern beinhalten Zeiten, in denen sich wenig zu verändern scheint, manchmal auch Rückschläge, die sorgsam aufgearbeitet werden müssen und dann wieder Zeiten sehr rascher Entwicklung.

Auch müssen in psychotherapeutischen Handlungsfeldern zahlreiche individuelle und soziokulturelle Spezifika der KlientInnen und ihrer Bezugspersonen mitbedacht werden, wie Werte, Gewohnheiten, kulturelle Hintergründe und weitere (Weisz & Kazdin 2006). Diese Spezifika werden in den Therapieforschungsstudien oft nicht berücksichtigt, da sie die Komplexität einer solchen Untersuchung massiv erhöhen würden (Norcross, Beutler & Levant 2006).

Wenn sich in der therapeutischen Praxis ein evidenzgeprüftes Verfahren als nicht wirksam erweist, sollte immer geprüft werden, ob und wie auf ein anderes Verfahren, das den Bedürfnissen der Klientin und ihres Umfeldes besser entspricht, ausgewichen werden kann. Dies verlangt von der Therapeutin eine offene Kommunikation mit den KlientInnen und ihren Bezugspersonen über deren Erwartungen und Erfahrungen im Rahmen der Psychotherapie und die Bereitschaft, im Verlauf der Therapie auch eingeschlagene Wege wieder zu verlassen, wenn es bessere Alternativen gibt.

3 Systematik und Konzeption von Falldarstellungen

Klinisch-psychologische Falldarstellungen dokumentieren und strukturieren das interventionsorientierte professionelle Handeln von PsychotherapeutInnen und Kinder- und JugendpsychotherapeutInnen. Für PädagogInnen bieten Falldarstellungen eine transparente und umfassende Konzeption der therapeutischen Arbeit mit Kindern und Jugendlichen mit Lern-, Verhaltens- und Entwicklungsstörungen an, aus der sich auch Ansatzpunkte für pädagogische Interventionen ableiten lassen, die im Interesse der jungen KlientInnen mit den klinisch-psychologischen Interventionen Hand in Hand gehen sollten.

3.1 Grundlagen der Falldarstellung in der klinischen Psychologie

Eine Therapie ist im Sinne des verhaltenstherapeutischen Selbstmodifikationsansatzes „die Umsetzung eines systematischen Veränderungsprozesses, der an den Problemen von Klienten ansetzt, deren jeweilige Bedingungen analysiert, auf … Therapieziele gerichtet ist und sich anhand der jeweils eintretenden Ergebnisse selbst steuert, bis ein Optimum erreicht ist. Therapie ist somit zielgerichtet, problemorientiert (und) … zeitlich begrenzt." (Kanfer, Reinecker, Schmelzer 2006, S. 7). Verhaltenstherapeutische Diagnostik und Therapie orientieren sich an wissenschaftlichen Forschungsergebnissen (Gaebel & Zielasek 2008, Kanfer, Reinecker & Schmelzer 2006, Philipp & Laux 2008).

Diese Therapiedefinition gibt auch die Richtung vor für die Informationssammlung und Befunddarstellung im Rahmen einer Fallbearbeitung vor. Das Ziel einer Fallbeschreibung liegt darin, das Procedere der therapeutischen Arbeit in einem Fall transparent zu dokumentieren und auch eine Bewertung der Behandlung möglich zu machen.

Die in diesem Band dargestellten Falldarstellungen folgen Leitlinien, welche eine qualitätsvolle Diagnostik, Therapieplanung und -durchführung gewährleisten. Die diagnostisch gewonnenen Informationen liefern dabei eine fundierte Grundlage für eine evidenzbasierte Therapieplanung und ermöglichen auch eine prognostische Abschätzung des Verlaufs.

Die Kategorisierung durch ein vorgegebenes Raster stellt ein Ordnungssystem zur Erleichterung der Suche nach relevanten Informationen bereit und ermöglicht auch eine Entscheidung darüber, ab wann die erhobenen diagnostischen Informationen eine hinreichende Basis für eine Intervention bieten. Ein solches System bietet Transparenz und macht den diagnostischen Prozess erlernbar, nachvollziehbar und anhand von Qualitätskriterien überprüfbar. Er verhindert auch, dass irrelevante Informationen erfasst und KlientInnen mit überflüssigen diagnostischen Prozeduren überfordert werden. Im Rahmen einer verhaltenstherapeutisch orientierten Fallbearbeitung ist die Sammlung von Informationen, die nicht relevant für eine geplante, strukturierte und zeitlich begrenzte Arbeit an den definierten Problemen von KlientInnen sind, unzulässig. Werden in der praktischen therapeutischen Arbeit also Daten erfasst, so muss die Rationalität und therapeutische Zielrichtung jedes Schrittes der Datenerfassung begründbar sein.

Gerade in der Arbeit mit Kindern und Jugendlichen ist es sehr wichtig abzuwägen, in welchem Ausmaß die Informationserfassung durch die Diagnostik für diese zumutbar ist. Kinder und Jugendliche können durch eine Fülle an diagnostischen Prozeduren überfordert werden, sie können sich durch diagnostische Fragen beschämt fühlen oder Sorge haben, etwas sehr Persönliches dabei von sich selbst preisgeben zu müssen. Da diagnostische Verfahren für KlientInnen also immer auch eine Belastung darstellen können, muss sorgsam abgewogen werden, ob der Nutzen, der aus den auf den Informationen basierenden Interventionen abgeleitet werden kann, die mit der Informationserfassung verbundenen Belastungen rechtfertigt.

Grundsätzlich steht jede Falldarstellung in einem Spannungsfeld. Auf der einen Seite sollen die während der Fallbearbeitung erfassten Informationen ein umfassendes Bild als Grundlage für eine rationale Interventionsplanung ergeben. Auf der anderen Seite muss der Informationsgewinnungsprozess auch deutlich begrenzt werden und damit fallen immer auch Informationen heraus.

Falldarstellungsraster stellen immer eine Reduzierung einer komplexen Wirklichkeit dar. Es muss dem entsprechend kritisch reflektiert werden, ob damit nicht auch wichtige Informationen für eine umfassende Deutung der psychosozialen Situation und Symptomatik der betreffenden Kinder und Jugendlichen verloren gehen.

So fokussiert das im Folgenden vorgeschlagene Kategorienraster die individuelle Situation des betreffenden Kindes oder Jugendlichen. Die Informationen über das soziale Netz, in die das Kind oder der/die Jugendliche eingebunden ist, werden durch das vorgegebene Kategorienraster sehr reduziert und basieren darüber wesentlich auf den Aussagen derjenigen Bezugspersonen des Kindes beziehungsweise der oder der Jugendlichen, die bereit waren, am diagnostischen Prozess teilzunehmen. Makrostrukturelle Informationen (z.B. über die Gesellschaft, in der die KlientInnen und ihre Bezugspersonen leben), werden in dem Kategorienraster nicht expliziert, sondern müssen von denjenigen, die mit den Praxisbeispielen arbeiten, aufgrund ihres Wissens über die bundesrepublikanische Gesellschaft ergänzt werden. So zu ergänzendes Wissen beinhaltet zum Beispiel das Wissen über die Bedeutung von Gewalt für diese Gesellschaft (relevant z.B. für das Verständnis des Praxisbeispiels „Timo"), das Wissen über mögliche Stigmatisierungsprozesse durch die Diagnose einer psychischen „Störung" (relevant z.B. für das Verständnis des Praxisbeispiels „Christof"), das Wissen über die Bedeutung von Geschlechterrollen und den Bruch dieser Rollen in dieser Gesellschaft (relevant z.B. für die Erfassung der Praxisbeispiele „Alex" und „Nejat").

3.2 Konzeptualisierung von Lern-, Verhaltens- und Entwicklungsstörungen nach einem multidimensionalen Bedingungsmodell

Die Diagnostik und Problemanalyse der hier vorgelegten Fallübungsbeispiele folgt einem multidimensionalen Modell, welches die Bedingungen und Ausprägungen einer psychischen Störung auf der biologischen, sozialen und psychischen Ebene erfasst (vgl. Faltermaier 2005, Gaebel & Zielasek 2008, Schleider 2008). Ein multidimensionales Modell integriert die Befunde der Psychotherapieforschung bezüglich der multidimensionalen Bedingtheit von psychischen Störungen und berücksichtigt gleichzeitig die Ressourcen von KlientInnen auf verschiedenen Ebenen. Es bietet eine Strukturierungshilfe für die diagnostisch erhobenen Befunde und macht Ansatzpunkte für die Interventionsplanung sichtbar. In dem für die Bearbeitung der Praxisbeispiele entwickelten Kategorienraster wird das multidimensionale Bedingungsmodell insbesondere in der Multidimensionalen Bedingungsanalyse (Makroanalyse) expliziert.

In dem multidimensionalen Modell werden drei Gruppen von Faktoren unterschieden, die wesentliche ätiologische Bedingungen darstellen, nämlich biologische, psychologische und soziale sowie soziokulturelle Bedingungen (s. Abb. 1). Diese Faktoren können im Sinne von Risikofaktoren jeweils prädisponierend, auslösend oder aufrechterhaltend, oder als so genannte Schutzfaktoren protektiv wirken (vgl. Schüssler & Brunnauer 2008). Unter die biologischen Bedingungen fallen beispielsweise genetische und neuroanatomische Faktoren, die sich jeweils auch ergänzen können. Psychologische Bedingungen umfassen Emotionen und Kognitionen wie Selbstverbalisierungen, subjektive Modelle zur Entstehung und Erhaltung der eigenen Gesundheit (Health Belief Model, vgl. Knoll, Scholz & Rieckmann 2005, S. 224) und Erwartungen. Unter der Kategorie soziale Bedingungen werden familiäre und freundschaftliche Beziehungen, die emotionale Unterstützung durch Bezugspersonen, die schulische Situation und in einem weiteren Kontext unter Einbezug der soziokulturellen Bedingungen auch gesellschaftliche Rahmenbedingungen erfasst.

Besonderer Wert wird in der Darstellung darauf gelegt, die Ressourcen der betreffenden Kinder und Jugendlichen und die Bedeutung, die den als „problematisch" definierten Verhaltensweisen zukommt, deutlich zu machen.

Das multidimensionale Bedingungsmodell kann mittels folgender Darstellung visualisiert werden:

FUNKTION	ART/EBENE	biologisch	psychologisch	sozial
Risiko	prädisponierend auslösend aufrechterhaltend			
Schutz	protektiv			

Abbildung 1: Multidimensionales Bedingungsmodell für Lern-, Verhaltens- und Entwicklungsstörungen

Mitunter ist die Trennung der Faktoren und ihrer Funktionen nicht immer so eindeutig möglich, wie es die Grafik nahe legt. So ist beispielsweise gelegentlich nicht auf den ersten Blick erkennbar, ob eine bestimmte

Selbstverbalisation eher ein Risiko darstellt, oder auch protektive Elemente beinhalten. Dennoch ermöglicht ein solches Rahmenmodell eine hilfreiche Systematisierung relevanter Bedingungsfaktoren. Anhand eines solchen Modells können die relevanten Bedingungsfaktoren für psychische Störungen systematisch unter der Berücksichtigung einerseits ihrer Funktionalität und andererseits der zeitlichen Perspektive beschrieben und analysiert werden. Daraus eröffnen sich wiederum Ansatzpunkte für die Therapieplanung im Sinne eines multimodalen Behandlungskonzeptes.

3.3 Leitlinien für die Falldarstellungen der Praxisbeispiele

Die Darstellungen der in diesem Band vorgestellten Beispiele aus der kinder- und jugendpsychotherapeutischen Praxis orientieren sich vom Ausbau her an den Gutachten, die für eine Beantragung einer Verhaltenstherapie bei den deutschen Krankenkassen erforderlich sind, da die Gliederung der Kassenanträge einer für die therapeutische Praxis sehr sinnvollen handlungsleitenden Struktur folgt.

Anträgen an die Krankenkassen für verhaltenstherapeutische Psychotherapie umfassen folgende Kategorien (vgl. Könning 2006, Sulz 2000).

- Symptomatik, Krankheitsanamnese und lebensgeschichtlichen Entwicklung des Klienten/der Klientin,
- Psychischer Befund zum Zeitpunkt der Antragstellung,
- Somatische Befunde, die nicht älter als drei Monate sein sollten,
- Verhaltensanalyse,
- Diagnose zum Zeitpunkt der Antragstellung,
- Therapieziele und Prognose,
- Behandlungsplan mit einer Darstellung der Behandlungsziele,
- sowie Angaben zur eventuellen Umwandlung einer Kurzzeittherapie in eine Langzeittherapie.

Aus dem Antrag muss deutlich hervorgehen, dass der Klient/die Klientin an einer Störung mit Krankheitswert leidet. Da Erkrankungen und psychische Störungen in Deutschland nach dem ICD-10 diagnostiziert werden, muss auch eine Einordnung der Symptome der Klientin/des Klienten in die Systematik des ICD-10 vorgenommen werden. Die Anträge umfassen des Weiteren eine Prüfung der Indikation für eine verhaltenstherapeutischen Behandlung und eine Begründung für die therapeutischen Interventionen. Auch sollte darauf eingegangen werden, warum eine beschriebene Symptomatik verändert werden soll (vgl. Könning 2006). Der Umfang eines Antrags beträgt üblicherweise drei DinA4-Seiten.

Das für die Falldarstellung in diesem Band verwendete Kategorienraster übernimmt alle Strukturierungspunkte aus den verhaltenstherapeutischen Krankenkassenanträgen – mit Ausnahme der Angaben zur Umwandlung von einer Kurzzeit- in eine Langzeittherapie. Zusätzlich wurden weitere Angaben systematisch hinzugefügt, um eine Perspektive auf die Situation des Klienten/der Klientin und seines/ihres sozialen Umfeldes zu eröffnen, die hinreichende Ansatzpunkte für eine rational begründete Interventionsplanung bieten. So wurden auch Daten zur sozioökonomischen Situation der KlientInnen und ihrer Bezugspersonen, zur Biografie, zur Verhaltensbeobachtung durch die Therapeutin und zum weiteren Verlauf hinzugefügt.

Dieses erweiterte Bearbeitungsraster ermöglicht ein genaueres Verständnis der Interventionsplanung und -durchführung, als es durch das auch vom Umfang her sehr eingeschränkte Kategorienraster der Krankenkassenanträge her möglich wäre. Das erweiterte Kategorienraster bietet auch hinreichende Informationen über die notwendigerweise flexible Gestaltung von Interventionen in der therapeutischen Praxis mit Kindern und Jugendlichen, über Grenzen von Interventionen und für eine kritische Reflexion der therapeutischen Arbeit.

Die *Diagnostik und Problemanalyse* folgt einem multidimensionalen Modell, welches die Bedingungen und Ausprägungen von Lern-, Verhaltens- und Entwicklungsstörungen auf der biologischen, sozialen und psychischen Ebene erfasst (vgl. Gaebel & Zielasek 2008, Schleider & Selz 2008).

In einem multidimensionalen Bedingungsmodell (vgl. Gaebel & Zielasek 2008, Schleider & Selz 2008) werden drei Gruppen von Faktoren unterschieden, die wesentliche ätiologische Bedingungen darstellen, nämlich biologische, psychologische und soziale sowie soziokulturelle Bedingungen.

Durch eine Triangulation unterschiedlicher Erfassungsmethodiken (anamnestische Interviews mit die KlientInnen und ihren Bezugspersonen sowie testdiagnostische Verfahren und Verhaltensbeobachtungen) werden valide Daten geliefert. Eventuelle Widersprüche zwischen Informationen aus unterschiedlichen Datenquellen werden dabei nicht geglättet, sondern explizit herausgearbeitet und in ein Erklärungsmodell eingefügt. So wird zum Beispiel vermerkt, wenn eine Bezugsperson Angaben zu dem Problemverhalten eines Jugendlichen macht, die der Jugendliche bestreitet. Gerade in den scheinbaren Widersprüchen spiegelt sich die Komplexität der Fälle wider, wie sie TherapeutInnen in der Praxis begegnet.

Dopplungen von Informationen werden in dem hier verwendeten Falldarstellungsraster weitgehend vermieden. So wird zum Beispiel auf die Kontakt- und Kommunikationsfähigkeit des/der Klientin ausschließlich unter 1.3 eingegangen, obwohl die Kontaktfähigkeit des/der Klientin auch bei der psychopathologischen Befunderhebung (bei den therapeutischen Zusatzinformationen unter 0.3) erfasst werden könnte.

Die Daten zum *Interventionsverlauf* sollen eine Einschätzung der Vor- und Nachteile des gewählten Interventionsverfahrens ermöglichen sowie eine Grundlage für den Nachvollzug der Verlaufsdaten bieten. Ein *Literaturverzeichnis* am Ende jedes Praxisbeispiels ermöglicht die gezielte Suche nach Literatur zu den beschriebenen Lern- Verhaltens- und Entwicklungsstörungen, zur spezifischen Diagnostik und den aufgeführten Interventionen.

Die *Übungen* dienen der kritischen Reflexion der psychologischen und pädagogischen Arbeit mit den Praxisbeispielen sowie dem Transfer und der Entwicklung von Handlungskompetenzen der Lernenden.

Kategorienraster zur Falldarstellung

0. Vorinformationen

0.1 Soziodemografische Angaben zur Person des Klienten/der Klientin

Code

Alter

Geschlecht

Schulbildung

Sozioökonomische Situation der Eltern (Berufstätigkeit(-en) und evtl. weitere Tätigkeiten sowie Alter der Eltern)

Geschwister

0.2 Angaben zum therapeutischen Rahmen

Behandlungsanlass

Überweisende Institution

Behandelnde Institution

0.3 Therapeutisch relevante Zusatzinformationen

Körperliche Befunde

Derzeitige Medikation

Vorerkrankungen

Frühere Behandlungen/Interventionen

Aktueller psychopathologischer Befund

0.4 Formale Diagnose nach ICD-10-GM

0.5 Differenzialdiagnostische Abklärung

1 Zusammengefasste Exploration

1.1 Beschreibung der aktuellen Symptomatik/Problematik des Klienten/ der Klientin

1.2 Lebensgeschichtliche Entwicklung und Lebensbedingungen des Klienten/der Klientin

1.3 Angaben über die Verhaltensbeobachtung durch den Therapeuten/die Therapeutin

Erster Eindruck des Klienten/der Klientin und seiner/ihrer Bezugspersonen auf den Therapeuten/die Therapeutin

Sprache des Klienten/der Klientin und seiner/ihrer Bezugsperson(-en)

Verhalten des Klienten/der Klientin in der therapeutischen Situation

2 Befunde aus psychodiagnostischen Verfahren

3 Verhaltens- und Bedingungsanalyse

3.1 Multidimensionale Bedingungsanalyse (Makroanalyse)

3.1.1 Prädisponierend

3.1.2 Auslösend

3.1.3 Aufrechterhaltend

3.1.4 Protektive Faktoren und Ressourcen

3.2 Verhaltensanalyse des problematischen Verhaltens von dem Klienten/der Klientin am Beispiel eines Verhaltensausschnittes (Mikroanalyse)

S (Situation)

O (Organismus)
Psychische Ebene
      Emotionen
      Kognitionen
Körperliche Ebene
Verhaltens-/Handlungsrepertoire

R (Reaktion des Klienten/der Klientin)
Psychische Ebene
      Emotionen
      Kognitionen
Körperliche Ebene
Verhaltensebene

C (*kurzfristige* Konsequenzen der Reaktionen des Klienten/der Klientin)

/C (*langfristige* Konsequenzen der Reaktionen des Klienten/der Klientin)

4 Multiaxiale Diagnose (MAS für ICD-10, vgl. Steinhausen 2006)

<u>Achse 1</u>: Klinisch-psychiatrisches Syndrom (F0-F6, F9)
<u>Achse 2</u>: Entwicklungsstörung (F8)
<u>Achse 3</u>: Intelligenzniveau (F7)
<u>Achse 4</u>: körperliche Symptomatik
<u>Achse 5</u>: Assoziierte aktuelle abnorme psychosoziale Umstände
<u>Achse 6</u>: Globalbeurteilung der psychosozialen Anpassung

5 Therapieziele

6 Prognose

7 Behandlungsplan

8 Therapieverlauf

9 Literatur

Erläuterungen zu den Inhalten der Kategorien einer Falldarstellung

0 Vorinformationen

0.1 Soziodemografische Angaben zur Person des Klienten/ der Klientin

Die soziodemografischen Angaben werden relativ knapp gehalten. Für den Zweck der Anonymisierung der Daten in diesem Lehrbuch wurde für die Benennung der KlientInnen ein *Code* verwendet. Die *Geschlechterzuweisung* der Kinder ist wichtig, um die geschlechterbezogenen Erwartungen an die KlientInnen einordnen zu können. Die *Daten zur sozioökonomischen Situation* der Eltern werden auf die (Berufs-)tätigkeiten und das Alter der Eltern reduziert. Die Beschreibung von „Tätigkeiten" lässt auch die Benennung von Arbeitslosigkeit und Tätigkeiten im Haushalt zu. Weitere wichtige sozio-ökonomische Variablen, die die Ressourcen der KlientInnen prägen können, wie finanzielle Situation der Familien oder Angaben zum Bildungshintergrund der Eltern finden sich in der Exploration. Mit der Erfassung von Angaben zu *Eltern und Geschwistern* der KlientInnen wird das unmittelbare soziale Umfeld der KlientInnen beschrieben. In Fällen, in denen andere Personen das unmittelbare soziale Umfeld von KlientInnen bilden, können diese Angaben aus den Beschreibungen der Lebensbedingungen der KlientInnen unter 1.2 entnommen werden.

0.2 Angaben zum therapeutischen Rahmen

Die Angaben zu *Behandlungsanlass, überweisender und behandelnder Institution* zeichnen grob den Weg der KlientInnen durch das psychosoziale Versorgungsnetz nach und ermöglichen eine Einschätzung des Prozesses der Etikettierung des Klienten/ der Klientin als Mensch mit einer psychischen Störung. Die *behandelnde Institution* gibt den Rahmen für die in der weiteren Fallbeschreibung ausführlich dokumentierte psychotherapeutische Behandlung vor.

0.3 Therapeutisch relevante Zusatzinformationen

Hierunter werden *relevante körperliche Erkrankungen, die bisherigen Behandlungserfahrungen und der aktuelle psychopathologische Befund* des Klienten oder der Klientin erfasst. Diese Daten ermöglichen eine Einschätzung der körperlichen und psychischen Situation und spezieller gesundheitlicher und psychischer Gefährdungen eines Klienten/einer Klientin (z.B. durch ein Suizidvorhaben). Die bisherigen Behandlungserfahrungen des Klienten/der Klientin prägen seine/ihre Behandlungserwartungen an die aktuelle Therapie mit.

Ein vollständiger psychopathologischer Befund umfasst (vgl. Koeslin 2007):

– Bewusstsein, formales und inhaltliches Denken, Gedächtnis, Denk- und Konzentrationsfähigkeit
– Affektivität
– Intelligenz (wird in diesem Kategorienraster unter Punkt 2 testdiagnostisch erfasst)
– circadiane Rhythmik und Schlaf
– Suizidalität und Kontakt (der Kontakt wird in dem vorliegenden Schema unter Punkt 1.3 abgehandelt)

0.4 Formale Diagnose

Die Erfassung der *formalen Diagnose* erfolgt anhand des in Deutschland üblichen ICD-10-GM[1]-Schlüssels der Weltgesundheitsorganisation (Deutsches Institut für Medizinische Dokumentation und Information 2007). Auch die Abgrenzung der *Differenzialdiagnosen* orientiert sich an den Vorgaben im ICD-10-GM. Für einzelne der in diesem Fallübungsbuch beschriebenen Praxisbeispiele ließen sich nicht hinreichenden Kriterien für eine ICD-10-GM-Diagnose finden (z.B. für den Klienten „Nejat" mit der Erfahrung einer Anorexia nervosa in der Vorgeschichte, aber keiner diagnostizierbaren Anorexia nervosa zum Behandlungszeitpunkt). Trotzdem war eine psychotherapeutische Unterstützung der betreffenden KlientInnen notwendig und begründbar aufgrund der erwarteten Folgen bei Nichtbehandlung.

---

[1] International Statistical Classification of Diseases and Related Health Problems, übersetzt: Internationale statistische Klassifikation der Krankheiten und verwandter Gesundheitsprobleme. Verwendet wird seit 2007 die **10**. Revision in der deutschen Bearbeitung (**GM** = German Modification).

1 Zusammengefasste Exploration

1.1 Beschreibung der aktuellen Symptomatik/Problematik des Klienten/der Klientin

Bei der Beschreibung der aktuellen Symptomatik der Klientin/des Klienten werden die Problemschilderungen, die entsprechenden Krankheits- und Gesundheitskonzepte und Selbsthilfeversuche (vgl. Könning 2006) aus der Sicht der Klientin/des Klienten und relevanter Bezugspersonen zusammengefasst. Dabei wird auch kenntlich gemacht, von wem welche Angaben stammen. Eine Benennung derjenigen, von denen eine Aussage stammt, ist insbesondere in Fällen wichtig, in denen divergierende Angaben durch unterschiedliche Personen gemacht werden. Wichtig ist bei der Symptombeschreibung, sich auf die Daten zu beschränken, die für die Behandlung relevant sind.

Zur strukturierten Erfassung der Symptomatik können prinzipiell auch diagnostische Standardverfahren wie der Kinder-DIPS (Unnewehr, Schneider & Margraf 1995) oder das Mannheimer Elterninterview (Esser, Blanz, Geisel & Laucht 1989) genutzt werden (vgl. Könning 2006). In den hier beschriebenen Praxisbeispielen wurde aber die freie Gesprächsführung mit den KlientInnen und ihren Bezugspersonen favorisiert, da diese mehr Raum für die individuelle Schilderung der Problemlagen ermöglicht.

1.2 Lebensgeschichtliche Entwicklung und Lebensbedingungen des Klienten/der Klientin

Daten zur lebensgeschichtlichen Entwicklung ermöglichen eine Einschätzung der Lerngeschichte des Klienten/der Klientin sowie der aktuellen Lebensumstände, in denen die KlientInnen leben. Hier sollten auch eventuelle Gewalterfahrungen von Kindern und Jugendlichen dokumentiert werden. Die an dieser Stelle diagnostisch erfassten Daten müssen auch Antwort auf die Frage bieten, ob die betreffenden Kinder und Jugendlichen innerhalb ihres sozialen Bezugssystems eine Verbesserung ihrer Symptomatik erreichen können, oder ob zum Beispiel bei Gewalt oder Vernachlässigung ein Wechsel des Bezugssystems notwendig ist, der dann auch im Rahmen einer Behandlung unterstützt werden sollte.

1.3 Angaben über die Verhaltensbeobachtung durch den Therapeuten/ die Therapeutin

Hier werden die Beobachtungen der Therapeutin zum **ersten subjektiven Eindruck**, den der Klient auf sie macht und das **Interaktionsverhalten** (Sprache, nonverbales Interaktionsverhalten) des Klienten und seiner Bezugspersonen in der therapeutischen Situation erfasst. Diese Angaben ermöglichen die Diagnostik der Kommunikationsfähigkeiten des Klienten und seiner Bezugspersonen (vgl. Gaebel & Zielasek 2008) und geben auch erste Hinweise auf die Qualität der jeweiligen Behandlungsbeziehung. Beziehungsvariablen und insbesondere die Passung zwischen Therapeutin und Klientin haben einen starken Einfluss auf das Behandlungsergebnis (Fischer 2007, Grawe, Donati & Bernauer 1995).

2 Befunde aus psychodiagnostischen Verfahren

Die Diagnostik anhand von Tests erfolgt sehr gezielt und elektiv, um die kindlichen und jugendlichen KlientInnen nicht durch eine Vielzahl psycho-diagnostischer Testverfahren zu belasten. Entsprechend einer rationalen Therapieplanung umfassen die verwendeten Tests den behavioralen, emotionalen, kognitiven Bereich. Persönlichkeitsdiagnostische und projektive Verfahren wurden nur in ausgewählten Situationen eingesetzt, um zum Beispiel einem Kind das Sprechen über seine Schwierigkeiten und Ressourcen zu erleichtern. Obwohl Persönlichkeitstests in der Psychodiagnostik ansonsten noch weite Verwendung haben (vgl. Hagger-Johnson 2007), kann ihr Einsatz nur noch in ausgewählten Problembereichen befürwortet werden. Für die meisten Problembereiche liefern Persönlichkeitstests und Projektive Verfahren keine hinreichend validen und für die Intervention brauchbaren Daten (Esser, Wyschkon & Lange 2006, Fisher & O'Donohue 2006).

Bei der Anwendung von testspsychologischen Verfahren ist ein kritisches Methodenbewusstsein anzuraten. Einmalig angewandte testpsychologische Methodiken ermöglichen lediglich eine Punktdiagnose. Sie müssen entsprechend durch eine Verlaufsdiagnose ergänzt werden (vgl. Bering, Schedlich, Zurek & Fischer 2007), die im Rahmen der Falldarstellungen in diesem Band zum Beispiel durch Verhaltensprotokolle und Selbstbeobachtungen geleistet wurde.

Es sollte immer sorgfältig geprüft werden, ob die testdiagnostisch erfassten Ergebnisse auch zu der diagnostischen Einordnung des Falles nach ICD-10 passen (vgl. Könning 2006). Eventuelle Unterschiede bedürfen einer erneuten Überprüfung der Diagnose und einer Begründung des abweichenden Befundes Testdiagnostischer Ergebnisse.

3 Verhaltens- und Bedingungsanalyse

Die Verhaltens- und Bedingungsanalyse wird unterteilt in die *Multidimensionale Bedingungsanalyse (Makroanalyse/vertikale Analyse)*, die die problembezogene Lerngeschichte der KlientInnen zeitlich abfolgend in prädisponierende, auslösende, aufrechterhaltende Faktoren untergliedert. Diese Faktoren werden dann entsprechend des biopsychosozialen Modells psychischer Störungen jeweils wiederum aufgeteilt in biologische, psychische und soziale Bedingungen. Ein besonderer Schwerpunkt wird hier auch auf die Erfassung der Ziele und Ressourcen der KlientInnen gelegt. Ressourcen und protektive Faktoren bieten wichtige Anknüpfungspunkte bei Gesprächen mit den KlientInnen und ihren Bezugspersonen und spielen besonders für den Erhalt und die Förderung des Selbstwertes von KlientInnen eine entscheidende Rolle. Die Angaben aus der Makroanalyse bilden ein hypothetisches Bedingungsmodell der psychischen Störung des Klienten, welches auch die Grundlagen für die Psychoedukation des Klienten (und seiner Sorgeberechtigten) in Bezug auf seine psychische Problematik liefert.

Die *Verhaltensanalyse (Mikroanalyse/Horizontale Analyse)* erfolgt anhand des verhaltenstherapeutischen *SOR(K)C-Modells* (vgl. Kanfer, Reinecker & Schmelzer 2006). In diesem Modell werden die problematischen Verhaltensweisen der KlientInnen differenziert hinsichtlich ihrer aktuellen Lernzusammenhänge erfasst.

Dabei beinhaltet

S: die Situation, in der das problematische Verhalten gezeigt wird

O (*„Organismus"*): die psychischen (Emotionen und Kognitionen) und körperlichen Gegebenheiten und Handlungsbereitschaften der jeweiligen Klientin/ des jeweiligen Klienten sowie ihr/ sein Verhaltensrepertoire, mit denen sie/ er auf die Situation (S) trifft,

R: die psychischen, körperlichen und verhaltensbezogenen *Reaktionen* des jeweiligen Klienten/ der jeweiligen Klientin mit seinen/ ihren individuellen Gegebenheiten und Handlungsbereitschaften (O) auf die Situation (S),

C: die kurzfristigen Konsequenzen der Reaktionen (R) des Klienten/ der Klientin sowie

/C: die *langfristigen Konsequenzen* der Reaktionen (R) des Klienten/ der Klientin. Die kurz- und langfristigen Konsequenzen umfassen bei den hier beschriebenen Praxisbeispielen insbesondere die Reaktionen der Bezugspersonen der jungen KlientInnen auf deren Verhalten.

Oftmals wird in Verhaltensanalysen noch die *Kontingenz* (K) mit aufgenommen, die beschreibt, wie häufig und regelmäßig eine bestimmte Konsequenz (C und /C) auf eine bestimmte Reaktion (R) der Klientin/ des Klienten folgt. Hier unterscheidet man insbesondere eine intermittierende Kontingenz (d.h., dass auf eine bestimmte Reaktion der Klientin/ des Klienten die entsprechende Konsequenz (C oder /C) nicht jedes Mal folgt) von einer kontinuierlichen Kontingenz (d.h., dass auf eine bestimmte Reaktion der Klientin/ des Klienten die entsprechende Konsequenz (C oder /C) jedes Mal folgt). Intermittierend verstärktes Verhalten hat sich als besonders löschungsresistent erwiesen. Bei der Analyse der in diesem Fallübungsbuch bearbeiteten Praxisbeispiele zeigte sich, dass die kurzfristigen Konsequenzen (C) in der Regel intermittierend auf das Verhalten der KlientInnen folgten. Insbesondere die langfristigen Konsequenzen (/C) erfolgten nicht zwangsläufig und ausschließlich auf das Verhalten des Klienten, sondern hingen auch von Faktoren ab, die außerhalb der Einflusssphäre des Klienten lagen.

Das SORKC-Modell ist eines der am häufigsten verwendeten Analysemodelle der Verhaltenstherapie. Es stellt eine Strukturierungsheuristik dar, welche ausgewählte Befunde aus der problemverhaltensorientierten Diagnostik so verdichten soll, dass Ansatzpunkte für die Interventionsplanung gefunden werden können. Bei der Verwendung des SORKC-Modells kann ausdrücklich nicht der Anspruch erhoben werden, dass das Modell die Wirklichkeit des Klienten beziehungsweise der Klientin valide erfasst. So ist zum Beispiel fraglich, ob die zeitlichen Abfolgen der in dem Modell beschriebenen Handlungen tatsächlich immer so erfolgt sind, wie das Modell suggeriert. Faktisch könnte zum Beispiel die Handlung einer Bezugsperson eines Klienten, die in dem SORKC-Modell als „C" beschrieben worden ist, auch Handlungen des Klienten, die als „R" eingeordnet wurden, vorgängig sein. Auch sind die Reaktionen (R) eines Klienten von zahlreichen weiteren Faktoren jenseits der aktuellen Situation (S) und der Organismusvariablen (O) bestimmt.

In der therapeutischen Praxis muss das für die Arbeit mit einer Klientin entwickelte SORKC-Modell immer wieder dahingehend überprüft werden, ob es aktuell noch eine sinnvolle Arbeitsgrundlage bieten kann. Wenn das Ergebnis dieser Prüfung negativ ist, sollte das entsprechende SORKC-Modell soweit revidiert werden, bis es wieder ökologisch valide ist, das heißt ein therapeutisches Weiterarbeiten im Interesse der Klientin möglich machen kann.

Im Interesse der Übersichtlichkeit der Falldarstellungen wurde für die Feinanalyse nach dem SORKC-Modell pro Praxisbeispiel lediglich eine zentrale und charakteristische problematische Verhaltensweise exemplarisch ausgewählt. Die für die Analyse ausgewählte Verhaltensweise bietet besonders viele therapierelevante Informationen. In der therapeutischen Praxis ist es in der Regel notwendig, mehrere problematische Verhaltensweisen einer solchen Verhaltensanalyse zu unterziehen, wenn die verhaltenstherapeutischen Interventionen auch an unterschiedliche problematische Verhaltensweisen gezielt adaptiert werden sollen (vgl. Kanfer, Reinecker & Schmelzer 2006).

4 Multiaxiale Diagnose

Eine multiaxiale Diagnostik ergänzt die ICD-10-Diagnostik um wichtige psychosoziale Informationen (Gaebel & Zielaseck 2008). Sie fasst die Befunde in einer prägnanten Punktdiagnose zusammen und ermöglicht des Weiteren – und dies ist hier besonders wichtig – eine Einschätzung der Belastungen und Einschränkungen, mit denen der Klient/ die Klientin leben muss. Dies ist insbesondere für die Praxisbeispiele wichtig aufzuführen, in denen die Stärken der psychosozialen Belastungen nicht eindeutig aus dem Symptombild und den Angaben aus der Exploration hervorgehen (z.B. bei „Christof").

Diese Arbeit übernimmt das von Steinhausen (2002) vorgestellte multiaxiale Diagnostiksystem für ICD-10 (MAS), welches sich in folgende Achsen aufteilt:

Achse 1: Klinisch-psychiatrisches Syndrom (diagnostiziert nach ICD-10). Entwicklungsstörungen (ICD-10, F80-F89) werden auf Achse 2, Intelligenzstörungen (ICD-10, F70-F79) auf Achse 3 aufgeführt.

Achse 2: Entwicklungsstörung (diagnostiziert nach ICD-10)
Achse 3: Intelligenzniveau (diagnostiziert nach ICD-10 und mittels Intelligenztest)
Achse 4: körperliche Symptomatik (diagnostiziert nach ICD-10)
Achse 5: Assoziierte aktuelle abnorme psychosoziale Umstände (Kategorienbezeichnung nach Steinhausen 2002, S. 19f.)
Achse 6: Globalbeurteilung der psychosozialen Anpassung

Im MAS werden für die Achsen 5 und 6 Textbausteine zur kategorialen Bezeichnung der psychosozialen Umstände und der globalen psychosozialen Anpassung vorgeschlagen. Wir möchten darauf hinweisen, dass diese kategorialen Bezeichnungen gelegentlich nicht genau passend für die jeweils individuellen Praxisbeispiele wirken. Die im MAS verwendeten kategorialen Bezeichnungen werden hier aber trotzdem übernommen, um Vergleiche zwischen den unterschiedlichen Praxisbeispielen zu erleichtern.

5 Therapieziele

Die Therapieziele werden im Anschluss an den diagnostischen Prozess gemeinsam mit dem kindlichen oder jugendlichen Klienten und den Sorgeberechtigten erarbeitet. In einigen der hier vorgestellten Praxisbeispielen wurden darüber hinaus auch Therapieziele für die Arbeit mit weiteren Bezugspersonen des Kindes/Jugendlichen entwickelt, wenn diese Bezugspersonen mit Einverständnis der Sorgeberechtigten des Kindes/Jugendlichen in die Behandlung mit einbezogen wurden, weil ihr Verhalten einen wesentlichen Einfluss auf den Klienten hatte. Die Therapieziele werden für den Klienten, die Sorgeberechtigten und weitere Bezugspersonen des Klienten getrennt aufgeführt (vgl. Könning 2006, S. 743).

Therapieziele geben die Richtung der Behandlungsplanung vor und ermöglichen auch im Verlauf der Behandlung und in der Katamnese eine Beurteilung des Therapieerfolges, der u.a. in der Erreichung beziehungsweise Annäherung an die hier definierten Zielkriterien besteht. Die Psychotherapieforschung belegt die Bedeutung einer konsensuellen Erarbeitung von Therapiezielen im Kommunikationsprozess zwischen Therapeut und Klient (Steering Committee 2002).

Die Therapieziele orientieren sich daran, Schaden von der Klientin abzuwenden, ihr Leiden zu verringern, ihre Ressourcen zu stärken und aufzubauen und das Problemverhalten beziehungsweise die Gründe für das Problemverhalten abzubauen. Des Weiteren fließen in die Entwicklung der Therapieziele die Behandlungsprioritäten der KlientInnen sowie ihrer Bezugspersonen ein und eine evidenzbasierte Abschätzung der Prognose und Behandelbarkeit der problematischen Verhaltens- und Erlebensweisen der KlientInnen. Hier ist insbesondere zu reflektieren, dass sich die Therapie primär an den Interessen der kindlichen oder jugendlichen KlientInnen ausrichten sollte. Dabei müssen gegebenenfalls auch für die KlientInnen nicht förderliche Erwartungen der Bezugspersonen korrigiert werden (vgl. hierzu z.B. das Praxisbeispiel von „Christof"). In die Abschätzung der Interessen von kindlichen und jugendlichen KlientInnen muss das entwicklungspsychologische Wissen über die Bedürfnisse von Kindern und Jugendlichen, die Ziele der Förderung von altersangemessener Selbstständigkeit, der subjektiven Lebensqualität und von Zukunftsmöglichkeiten der betreffenden Kinder und Jugendlichen mit einbezogen werden.

Wichtig ist, die Therapieziele realistisch zu planen, damit nicht durch überhöhte Zielvorstellungen einem Scheitern der Interventionen und einer anschließenden Entmutigung der KlientInnen und ihrer Bezugspersonen Vorschub geleistet wird.

6 Prognose

Die Prognose orientierte sich zum einen an den Forschungen der evidenzbasierten Psychotherapie, zum anderen an den individuellen Besonderheiten des entsprechenden Falles. So müssen für die Einschätzung der Behandlungsprognose beispielsweise auch eine Bewertung der Behandlungsmotivation der Klientin und ihrer Bezugspersonen mit eingehen. Wenn das Problem der Klientin vom Verhalten ihrer Bezugspersonen abhängt, wird die Prognose auch durch die Bereitschaft der Bezugspersonen, an ihrem eigenen Handeln zu arbeiten, geprägt.

7 Behandlungsplan

Die Behandlungsplanung wird entsprechend der Behandlungsziele für KlientInnen, Sorgeberechtigte und weitere Bezugspersonen der KlientInnen getrennt entwickelt. Die Richtung der Interventionen wird durch die Ergebnisse der Diagnostik, die Behandlungsziele und die Prognose vorgegeben. Die unter 0.2 aufgeführten Settingvariablen beschreiben den Rahmen, in dem die Interventionen stattfinden können.

Der Behandlungsplan umfasst die Auswahl, Anordnung und Durchführung evaluierter Therapiebausteine jeweils angepasst an die KlientInnen und die involvierten Bezugspersonen, die zeitliche Planung, die Planung von Möglichkeiten der Kontrolle der Therapieeffekte im Verlauf der Interventionen und die Planung von Weiterbehandlungs- und Nachsorgemöglichkeiten nach Abschluss der Therapie.

Bei der Verwendung von Therapiemanualen in der Einzelarbeit mit KlientInnen genügt es im Behandlungsplan nicht, lediglich das Manual zu benennen, sondern es sollte spezifiziert werden, welche Elemente aus dem entsprechenden Manual für den jeweiligen Klienten mit seinen Zielen und Bedürfnissen sinnvoll sind (vgl. Könning 2006).

8 Therapieverlauf

Im Versorgungsalltag innerhalb des Gesundheitssystems werden global beurteilte Therapieeffekte oft zu positiv eingeschätzt (vgl. Windeler, Antes, Behrens, Donner-Banzhoff & Lelgemann (2008). Eine sorgfältige und differenzierte Dokumentation des Therapieverlaufs und der Therapieeffekte ist geboten, um solche Wahrnehmungsfehler zu vermeiden und die Situation der KlientInnen und ihrer Bezugspersonen bei Therapieende realistisch beurteilen zu können.

Die Beschreibung des Therapieverlaufs ermöglicht eine kritische Evaluation der Interventionen und eine Abschätzung der weiteren

Prognose für den Klienten und seine Bezugspersonen. Auch weisen die Daten zum Therapieverlauf auf neue Themen hin, die im Behandlungsprozess sichtbar geworden sind und deren Bearbeitung im Interesse des Klienten empfohlen werden kann.

9 Literatur

Die Literaturliste umfasst die verwendete und weiterführende störungsspezifische Literatur.

Übungen

Die Übungen sollen den Lernenden den Praxistransfer des bei der Fallbearbeitung erlernten Wissens erleichtern. Es werden sowohl Übungen für die Einzelarbeit, als auch für die Arbeit in Teams vorgeschlagen.

4 LITERATUR ZUM THEORIETEIL

Addis, M. E. & Cardemil, E. V. (2006). Psychotherapy Manuals Can Improve Outcome. In: Norcross, J. C., Beutler, L. E. & Levant, R. F. (Hrsg.). Evidence-Based Practices in Mental Health. Washington, DC: American Psychological Association. S. 131–140.

Aktionsbündnis Patientensicherheit e.v. (2008) (Hrsg). Aus Fehlern lernen. Profis aus Medizin und Pflege berichten. Bonn: Aktionsbündnis Patientensicherheit e.v. (Im Internet ist die Broschüre unter www.aktionsbuendnis-patientensicherheit.de verfügbar, Zugriff vom 10.3.2008).

Barrett, R. & Ollendick, T. (Hrsg.). Handbook of interventions that work with children and adolescents: Prevention and treatment. New York: Wiley.

Bar-On, D. (1999). The Indescribable and the Undiscussable. Reconstructing Human Discourse after Trauma. New York: Central European University Press.

Bering, R., Schedlich, C., Zurek, G. & Fischer, G. (2007). Zielgruppenorientierte Intervention zur Vorbeugung von Belastungsstörungen in der hausärztlichen Praxis. In: Bering, R. & Reddemann, L. (Hrsg.). Jahrbuch Psychotraumatologie. Schnittstellen von Medizin und Psychotraumatologie. Kröning: Asanger. S. 51–66.

Birck, A. (2001). Die Verarbeitung einer sexuellen Missbrauchserfahrung in der Kindheit bei Frauen in der Psychotherapie. Berlin: BfO.

Deutsche Gesellschaft für Psychiatrie, Psychotherapie und Nervenheilkunde DGPPN (Hrsg.) (Nov. 2005). S3 – Praxisleitlinien in Psychiatrie und Psychotherapie. Band 1 – Behandlungsleitlinie Schizophrenie. Darmstadt: Steinkopff-Verlag.

DIMDI – Deutsches Institut für medizinische Dokumentation und Information- (Hrsg.) (1994). Internationale statistische Klassifikation der Krankheiten und verwandter Gesundheitsprobleme (10. Revision). Bern: Verlag Hans Huber.

DIMDI – Deutsches Institut für Medizinische Dokumentation und Information (Hrsg.) (2007). ICD-10-GM 2008 Systematisches Verzeichnis. Köln: Deutscher Ärzte-Verlag.

Dippolt, I., Wiethoff; K., Rothärmel, S., Wolfslast, G., Konopka, L., Naumann, A., Keller, F. & Fegert, J. M. : „Dass ich gebessert werde mit der Therapie" – Kenntnisse und Unkenntnisse minderjähriger Patienten bei Behandlungsbeginn. In: Lehmkuhl, U. (Hg.) (2003). Ethische Grundlagen in der Kinder- und Jugendpsychiatrie und Psychotherapie. Göttingen: Vandenhoeck & Ruprecht. S. 103–122.

Döpfner, M. (2006). Therapieforschung – Methoden und Ergebnisse. In: Hiller, W., Leibing, E., Leichsenring, F. & Mattejat, F. (Hrsg.). Lehrbuch der Psychotherapie. Band. 4: Verhaltenstherapie mit Kindern, Jugendlichen und ihren Familien. München: CIP-Medien. S. 97–108.

Esser, G., Blanz, B., Geisel, B. & Laucht, M. (1989). Mannheimer Elterninterview. Weinheim: Beltz Test GmbH.

Esser, G., Wyschkon, A. und Lange, S. (2006). Bausteine der Diagnostik – Multimethodale Diagnostik. In: Mattejat, F. (Hrsg.). Verhaltenstherapie mit Kindern, Jugendlichen und ihren Familien. CIP-Medien. München 2006. S. 121–140.

Faltermaier, T. (2005). Gesundheitspsychologie. Kohlhammer. Stuttgart.

Fichter, M. M. & Meller, I. (2008). Psychiatrische Epidemiologie. In: Möller, H. J., Laux, G. & Kapfhammer, H.-P. (Hrsg.). Psychiatrie und Psychotherapie (Bd. 1). Berlin: Springer. S. 55–70.

Finke, Jobst (2003). Gesprächspsychotherapie. Stuttgart: Thieme.

Fischer, Gottfried (2007). Kausale Psychotherapie. Kröning: Asanger Verlag.

Fisher, J. E., O'Donohue, W. T. (Hrsg.) (2006). Practioner's Guide to Evidence-Based Psychotherapy. New York: Springer.

Gaebel, W. & Zielasek, J. (2008): Ätiopathogenetische Konzepte und Krankheitsmodelle in der Psychiatrie. In: Möller, H. J., Laux, G. & Kapfhammer, H.-P. (Hrsg.). Psychiatrie und Psychotherapie (Bd. 1). Berlin: Springer. S. 29–54.

Grawe, K., Donati, R. & Bernauer, F. (1995). Psychotherapie im Wandel – Von der Konfession zur Profession. Göttingen: Hogrefe, Verlag für Psychologie.

Greenberg, L. S. & Watson, J. C. (2006). Change Process Research. In: Norcross, J. C., Beutler, L. E. & Levant, R. F. (Hrsg.). Evidence-Based Practices in Mental Health. Washington, DC: American Psychological Association. S. 81–89.

Hagger-Johnson, G. (2007). Personality, Individual Differences and LGB Psychology. In: Clarke, V. & Peel, E. (Hrsg.). Out in Psychology. Chichester: Wiley. S. 77–94.

Herek, Gregory M., Kimmel, Douglas C., Amaro, Hortensia & Melton, Gary B. (1991). Avoiding heterosexist bias in psychological research. *American Psychologist*, 46 (9). S. 957–963.

Hoch-Espada, A., Ryan, E. & Deblinger, E. (2006). Child Sexual Abuse. In: Fisher, J. E. & O'Donnohue, W. T. (Hrsg.). Evidence-Based Psychotherapy. New York: Springer. S. 177–188.

Hurst, R. M. & Nelson-Gray, R. (2006). Dialogue: Convergence and Contention. In: Norcross, J. C., Beutler, L. E. & Levant, R. F. (Hrsg.). Evidence-Based Practices in Mental Health. Washington, DC: American Psychological Association. S. 107–110.

Kanfer, F. H., Reinecker, H. & Schmelzer, D. (2006). Selbstmanagement-Therapie. Ein Lehrbuch für die Praxis. Heidelberg: Springer.

Kardorff, E. von (1998). Kooperation, Koordination und Vernetzung. Anmerkungen zur Schnittstellenproblematik in der psychosozialen Versorgung. In: Röhrle, B., Sommer, G. & Nestmann, F. (Hrsg.). Netzwerkintervention. Tübingen: DGVT. S. 203–222.

Kersbaum, R. (2006). Professionsprofile von Beratungslehrkräften und Schulpsychologen/Innen im Netzwerk psychosozialer Versorgung. Diplomarbeit an der Pädagogischen Hochschule Freiburg.

Knoll, N., Scholz, U. & Rieckmann, N. (2005). Einführung in die Gesundheits-psychologie. München & Basel: Ernst Reinhardt Verlag.

Koeslin, J. (2007). Psychiatrie und Psychotherapie für Heilpraktiker. München & Jena: Urban & Fischer.

Könning, J. (2006). Gutachtenerstellung, Antragstellung und Abrechnung. In: Mattejat, F. (Hrsg.). Verhaltenstherapie mit Kindern, Jugendlichen und ihren Familien. München: CIP-Medien. S. 737–745.

Lambert, M. J. & Barley, D. E. (2002). Research Summary on the Therapeutic Relationship and Psychotherapy Outcome. In: Norcross, John C. (Hrsg.). Psychotherapy Relationships That Work. Therapist Contributions and Responsiveness to Patients. New York: Oxford University Press. S. 17–32.

Luborsky, L. B. & Barrett, M. S. (2006). Theoretical Allegiance. In: Norcross, J. C., Beutler, L. E. & Levant, R. F. (Hrsg.). Evidence-Based Practices in Mental Health. Washington, DC: American Psychological Association. S. 257–267.

Märtens, M. & Petzold, H. (Hg.) (2002). Therapieschäden. Risiken und Nebenwirkungen von Psychotherapie. Mainz: Matthias-Grünewald-Verlag.

Möller, H.-J. (2008). Evidenzbasierung und leitliniengestützte Therapie in der Psychotherapie. In: Möller, H. J., Laux, G. & Kapfhammer, H.-P. (Hrsg.). Psychiatrie und Psychotherapie (Bd. 1). Berlin: Springer. S. 971–983.

Nathan, P. & Gorman, J. (2002). A Guide to treatments that work. New York: Oxford University Press.

Norcross, J. C. (2002). Empirically Supported Therapy Relationships. In: Norcross, John C. (Hrsg.). Psychotherapy Relationships That Work. Therapist Contributions and Responsiveness to Patients. New York: Oxford University Press. S. 3–16.

Norcross, J. C., Beutler, L. E. & Levant, R. F. (2006). Prologue. In: Norcross, J. C., Beutler, L. E. & Levant, R. F. (Hrsg.). Evidence-Based Practices in Mental Health. Washington, DC: American Psychological Association. S. 3–12.

Olkin, R. & Taliaferro, G. (2006). Evidence-Based Practices Have Ignored People With Disabilities. In: Norcross, J. C., Beutler, L. E. & Levant, R. F. (Hrsg.). Evidence-Based Practices in Mental Health. Washington, DC: American Psychological Association. S. 353–359.

Ollendick, T. H. & King, N. J. (2006). Empirically Supported Treatments Typically Produce Outcomes Superior to Non-Empirically Supported Treatment Therapies. In: Norcross, J. C., Beutler, L. E. & Levant, R. F. (Hrsg.). Evidence-Based Practices in Mental Health. Washington, DC: American Psychological Association. S. 308–317.

Philipp, M. & Laux, G. (2008). Qualitätsmanagement in der psychiatrischen Therapie und Versorgung. In: Möller, H. J., Laux, G. & Kapfhammer, H.-P. (Hrsg.). Psychiatrie und Psychotherapie (Bd. 1). Berlin: Springer. S. 985–1001.

Reed, G. M. (2006). What qualifies as evidence of effective practice? In: Norcross, J. C., Beutler, L. E. & Levant, R. F. (Hrsg.). Evidence-Based Practices in Mental Health. Washington, DC: American Psychological Association. S. 13–23.

Retzer, A. (2006). Systemische Familientherapie. In: Möller, H. J. (Hg.). Therapie psychischer Erkrankungen. Berlin: Thieme. S. 100–112.

Rapkin, B. & Trickett, E. J. (2005). Comprehensive dynamic trial designs for behavioural prevention research with communities: overcoming inadequacies of the randomized controlled trial paradigm. In: Trickett, E. J. & Pequenaut, W. (Hrsg.) Community interventions and AIDS. New York: Oxford University Press.

Röhrle, B. (1994). Soziale Netzwerke und soziale Unterstützung. Weinheim: Beltz PVU.

Röhrle, B. & Sommer, G. (1998). Zur Effektivität netzwerkorientierter Interventionen. In: Röhrle, B., Sommer, G. & Nestmann, F. (Hrsg.). Netzwerkintervention. Tübingen: DGVT. S. 16–47.

Schleider, K. (2008). Lese- und Rechtschreibstörungen. Basel & München: Ernst Reinhardt Verlag.

Schleider, K. & Wolf, G. (2008). Netzwerk psychosozialer Versorgung. In: Badry, E., Knapp, R. & Stockinger, H.G. (Hrsg.). Arbeitshilfen für Studium und Praxis der Sozialarbeit und Sozialpädagogik (6. Aufl.). Neuwied: Luchterhand. S. 181–192.

Schüssler, G. & Brunnauer, A. (2008). Psychologische Grundlagen psychischer Erkrankungen. In: Möller, H.-J., Laux, G. & Kapfhammer, H.-P. (2008) (Hrsg.). Psychiatrie und Psychotherapie (Bd. 1). Springer. Heidelberg. S. 227–263.

Schwarz, M. (2006). Rechtliche Aspekte in der Kinder- und Jugendlichenpsychotherapie. In: Mattejat, F. (Hrsg.). Verhaltenstherapie mit Kindern, Jugendlichen und ihren Familien. CIP-Medien. München. S. 109–118.

Steinhausen, H.-C. (2002). Psychische Störungen bei Kindern und Jugendlichen (5. Aufl.). München & Jena: Urban & Fischer.

Steering Committee (2002). Empirically Supported Therapy relationships: Conclusions and Recommendations of the Division 29 Task Force. In: Norcross, John C. (Hrsg.). Psychotherapy Relationships That Work. Therapist Contributions and Responsiveness to Patients. New York: Oxford University Press. S. 441–443.

Steinhausen, H.-C. (2006). Psychische Störungen bei Kindern und Jugendlichen (6. neu bearb. Aufl.). München & Jena: Urban & Fischer.

Stiles, W. (2006). Dialogue: Convergence and Contention. In: Norcross, J. C., Beutler, L. E. & Levant, R. F. (Hrsg.). Evidence-Based Practices in Mental Health. Washington, DC: American Psychological Association. S. 105–107.

Straus, F. & Höfer, R. (1998). Die Netzwerkperspektive in der Praxis In: Röhrle, B., Sommer, G. & Nestmann, F. Netzwerkintervention. Tübingen: DGVT. S. 77–95.

Stucki, C. & Grawe, K. (2007). Bedürfnis- und motivorientierte Beziehungsgestaltung. Hinweise und Handlungsanweisungen für den Psychotherapeuten. *Psychotherapeut*, 52, 16–23.

Sulz, S. (2000). Verhaltensdiagnostik und Fallkonzeption (3. Aufl.). München: CIP-Medien.

Tschuschke, V.(2005). Zur Ethik in der psychotherapeutischen Ausbildung und Psychotherapieforschung. In: Bormuth, M. & Wiesing, U. (Hrsg.). Ethische Aspekte der Forschung in Psychiatrie und Psychotherapie. Köln: Deutscher Ärzte-Verlag. S. 43–54.

Unnewehr, S., Schneider, S. & Margraf, J. (1995). Kinder-DIPS. Diagnostisches Interview bei psychischen Störungen im Kindes- und Jugendalter. Berlin, Heidelberg, New York: Springer.

Valle, L. A. & Lutzker, J. R. (2006): Child Physical Abuse. In: Fisher, J. E. & O'Donnohue, W. T.(Hrsg.). Evidence-Based Psychotherapy. New York: Springer. S. 169–176.

Walshe, R. & Diehl, V. (2004). Evidenzbasierte Medizin. In: Berdel, W. E., Böhm, M., Classen, M., Diehl, V., Kochsiek, K. & Schmiegel, W. (Hrsg.). Innere Medizin. München & Jena: Urban & Fischer. S. 91–97.

Warnke, A. (2006). Ethische Aspekte. In: Mattejat, F. (Hrsg.). Verhaltenstherapie mit Kindern, Jugendlichen und ihren Familien. München: CIP-Medien. S. 719–726.

Weisz, J. R. & Kazdin, A. E. (2006). Gegenwart und Zukunft evidenzbasierter Psychotherapien für Kinder und Jugendlichen. In: Mattejat, F. (Hrsg.). Verhaltenstherapie mit Kindern, Jugendlichen und ihren Familien. München: CIP-Medien. S. 737–745.

Westen, D. I. (2005). Patients and Treatments in Clinical Trials are not adequately representative of Clinical Practice. In: Norcross, J. C., Beutler, L. E. & Levant, R. F. (Hrsg.). Evidence-Based Practices in Mental Health. Washington, DC: American Psychological Association. S. 161–171.

Windeler, J., Antes, G., Behrens, J., Donner-Banzhoff, N. & Lelgemann, M. (2008): Kritische Evaluation ist ein Wesensmerkmal ärztlichen Handelns. *Deutsches Ärzteblatt,* 105 (11): A 565–70.

Klinisch-psychologische und pädagogische Fallarbeit in der Praxis

Praxisbeispiele Kindesalter

Jeremie (6 Jahre):

Ein- und Durchschlafstörungen

0 Vorinformationen

0.1 Soziodemografische Angaben zur Person des Klienten Jeremie

<u>Alter</u>: Sechs Jahre,

<u>Geschlecht</u>: männlich,

<u>Schulbildung</u>: erste Grundschulklasse.

<u>Sozioökonomische Situation der Eltern</u>: Der Vater (38) arbeitet als selbstständiger Berater, die Mutter (36) ist Teilzeit in Heimarbeit tätig.

<u>Geschwister</u>: keine

0.2 Angaben zum therapeutischen Rahmen

Der Kinderarzt überweist Jeremie wegen Ein- und Durchschlafschwierigkeiten mit Dunkelangst in stationäre psychiatrische Behandlung. Dort wird er von einer Kinder- und Jugendpsychotherapeutin ambulant über zwei Monate in Einzelsitzungen behandelt. Des Weiteren finden Einzelsitzungen mit der Mutter von Jeremie statt und auch Sitzung mit der gesamten Familie. Die Sitzungen finden zunächst wöchentlich statt, nach zwei Monaten wird die Frequenz der Sitzungen auf zweiwöchentliche Abstände verringert. Nach Abschluss der Behandlung findet nach vier Wochen ein Follow-up statt.

0.3 Therapeutisch relevante Zusatzinformationen

Die fachärztliche Abklärung erfolgt durch den Kinderarzt von Jeremie. Die Befunde der körperlichen Untersuchung sind unauffällig. Jeremie nimmt keine Medikamente. Als Vorerkrankung lässt sich eine vorübergehende Beeinträchtigung des Schlafs in Form von einer gelegentlichen Unruhe im Schlaf während des dritten Lebensjahrs eruieren, die damals aber nicht behandelt worden war.

Der aktuelle psychopathologische Befund wird durch die behandelnde Kinder- und Jugendpsychotherapeutin erhoben. Jeremie zeigt sich dabei bewusstseinsklar, voll orientiert und mit guter Aufmerksamkeit und Konzentrationsfähigkeit. Sein Gedächtnis ist nicht beeinträchtigt. Es lassen sich bei ihm auch keine Störungen des formalen und inhaltlichen Denkens feststellen. Bezüglich der Affektivität, des Antriebs und der Psychomotorik ergeben sich keine Auffälligkeiten. Die Intelligenz liegt leicht über der statischen Norm. Die circadiane Rhythmik von Jeremie wird durch Ein- und Durchschlafstörungen beeinträchtigt.

0.4 Formale Diagnose (nach ICD-10-GM)

F51   nicht-organische Schlafstörungen

F51.8 sonstige nicht-organische Schlafstörungen

1 Zusammengefasste Exploration

1.1 Beschreibung der aktuellen Symptomatik des Klienten

Aus der Perspektive von Jeremie: Jeremie selbst sagt, dass er abends nicht gerne allein einschläft.

Aus der Perspektive der Mutter: Nach Aussagen der Mutter wolle Jeremie abends nie ins Bett. Das Einschlafen ziehe sich bis zu einer Stunde hin. Es komme zu heftigen Jaktationen und anderen motorischen Stereotypien, wenn Jeremie allein einschlafe, was der Mutter Sorgen bereite. Jeremie rede auch im Schlaf. Wenn er wach werde, wolle er zu den Eltern ins Bett. Dies passiere fast täglich.

1.2 Lebensbedingungen des Klienten

Die Lebens- und Entwicklungsbedingungen von Jeremie sind insgesamt unauffällig.

1.3 Angaben über die Verhaltensbeobachtung durch die Therapeutin

Mutter und Kind sind gepflegt. Die Mutter wirkt ratlos und erschöpft. Jeremie ist eher zart. Im Gespräch mit der Therapeutin verhält er sich sehr zurückhaltend, hört aber aufmerksam zu, was sie sagt und versucht ab und zu, Kontakt aufzunehmen.

2 Befunde aus psychodiagnostischen Verfahren

In der psychologischen Exploration von Jeremie zeigt sich eine leichte Belastung im Hinblick auf die Verarbeitung der Einschulung. Die Diagnostik des kognitiven Bereichs mittels des Raven-Matrizen-Test (CPM, Raven 2002) erbringt unauffällige Werte. Zur symptomspezifischen Diagnostik bekommen die Eltern die Aufgabe, ein Schlaf-Tagebuch zu führen, um einerseits einen realistischen Überblick über das Schlafverhalten zu erhalten und um andererseits zu erkennen, wie ihr Verhalten mit der Schlafstörung ihres Sohnes zusammenhängt. Dieses Tagebuch wird in gekürzter Form über die gesamte Therapiephase geführt.

3 Verhaltens- und Bedingungsanalyse

3.1 Multidimensionale Bedingungsanalyse des beeinträchtigten Schlafverhaltens von Jeremie (Makroanalyse)

Prädisponierend auf psychischer Ebene ist eventuell eine gewisse biologisch bedingte Prädisposition zu Unruhe und Schlafstörungen (Schlafstörung in der Vorgeschichte).

Auslösende Bedingung für die Schlafstörung ist die Einschulung, die für Jeremie eine Veränderung seiner sozialen Beziehungen bedeutet, auf die er mit emotionaler Belastung reagiert.

Aufrechterhaltend für die Schlafstörungen von Jeremie ist auf sozialer Ebene die Zuwendung der Mutter und, wie sich später herausstellt, die Rolle, die die Schlafstörung von Jeremie bei der Vermeidung von Konflikten zwischen den Eheleuten wegen einer Beziehungsproblematik spielt.

Als <u>Ressource</u> von Jeremie sind die warmen und freundlichen Beziehungen zu sehen, die er zu seinen Eltern und diese zu ihm haben, sowie seine kognitiven Fähigkeiten.

3.2 Verhaltensanalyse am Beispiel einer Einschlafsituation von Jeremie (Mikroanalyse)

S

Das Bett und spezifische Bedingungen beim Einschlafen (z.B. Befürchtungen von Jeremie im Zusammenhang mit der Einschulung).

O

Übererregung, Angst vor dem Einschlafen, Angst im Dunkeln.

R

Nicht-Einschlafen oder Nicht-Durchschlafen.

C (*kurzfristige* Konsequenzen)
Entlastung durch die Zuwendung der Mutter.

/C (*langfristige* Konsequenzen)
Übermüdung und daraus folgende Konzentrationsmängel.

4 Multiaxiale Diagnose
(MAS für ICD-10, vgl. Steinhausen 2006)

<u>Achse 1</u>: F51.8 Sonstige nicht-organische Schlafstörungen,

<u>Achse 2</u>: Eine Entwicklungsstörung liegt nach den vorliegenden Daten nicht vor.

<u>Achse 3</u>: Das Intelligenzniveau ist normal.

<u>Achse 4</u>: Keine körperliche Symptomatik.

<u>Achse 5</u>: Abnorme intrafamiliäre Beziehungen: Disharmonie in der Familie zwischen Erwachsenen.

<u>Achse 6</u>: Befriedigende soziale Anpassung insgesamt, aber mit vorübergehenden oder geringgradigen Schwierigkeiten in lediglich einem oder zwei Bereichen.

5 Therapieziele

Therapieziele in Bezug auf Jeremie:

- Aufbau von effektivem Einschlafverhalten, das heißt zum Beispiel Verkürzung der Einschlafphase,
- Aufbau von Durchschlafverhalten.

Therapieziele in Bezug auf die Eltern von Jeremie:

Abbau beziehungsweise Relativierung der großen Besorgtheit der Mutter.

6 Prognose

Die Behandlungsprognose wird aufgrund der eher leichten Ausprägung der Schlafstörung und der guten Kooperation von Mutter und Kind als sehr gut eingeschätzt.

7 Behandlungsplan

Behandlungsplanung in Bezug auf Jeremie:

Die Interventionen in Bezug auf die Schlafprobleme von Jeremie umfassen folgende Lernelemente:

- Löschung: nach Beendigung des Einschlafrituals soll bei erneutem Schreien von Jeremie keine verstärkende Reaktion der Eltern mehr erfolgen (z.B. so sollen die Eltern auf das Schreien zunächst nicht reagieren und das Kind, wenn es aufsteht, schweigend wieder ins Bett bringen). Da dies der Mutter mitunter sehr schwer fällt, wird die Intervention insofern modifiziert, dass die Mutter nach 10 Minuten noch einmal mit möglichst wenig Interaktion – um Verstärkung zu vermeiden – bei Jeremie nachschaut. Dies am besten, wenn er gerade nicht schreit.
- Positive Verstärkung des erwünschten Verhaltens: Mit Hilfe eines kindgerechten Beobachtungsbogens wird das Zielverhalten „nachts nicht zur Mutter ins Bett gehen" sozial und symbolisch (z.B. Abziehbilder) verstärkt.
- Berücksichtigung von Antezedenzien und Diskriminationslernen durch ein festes abendliches Zu-Bett-Geh-Ritual: Es wird eine Zu-

Bett-Geh-Zeit festgelegt, darauf folgen Waschen, Umziehen, Gute-Nacht-Lied oder -Geschichte, Gute-Nacht-Kuss und Umarmung. Die Eltern sollen sich dann deutlich verabschieden. Darüber hinaus werden als weitere diskriminative Reize zum Einschlafen eine Kuscheldecke und Stofftiere verwendet. Zudem wurde die Tür angelehnt, eine Kinder-Nacht-Beleuchtung angeschafft und es werden störende Geräusche im Flur vermieden.

Im Rahmen der therapeutischen Einzelsitzungen wird zudem versucht, die aktuelle Schulsituation zu verarbeiten und Jeremie Umgangsmöglichkeiten damit zu vermitteln.

Behandlungsplanung in Bezug auf die Mutter von Jeremie:
– Psychoedukation der Mutter von Jeremie über kindliche Schlafstörungen und Erarbeitung eines plausiblen Bedingungsmodells der Schlafstörungen von Jeremie.

8 Therapieverlauf

Im Rahmen dieser Behandlung gelingt der Aufbau eines vertrauensvollen Kontakts der Therapeutin zu Jeremie und seinen Eltern, der Jeremie auch die Arbeit an den Schlafstörungen ermöglicht.

Die einzelnen Elemente der Intervention werden von der Mutter von Jeremie durchgeführt. Die Interventionen sind insofern erfolgreich, als Jeremie leichter einschlafen kann und die Nächte öfter durchschläft.

Während der begleitenden Elterngespräche in der Therapie werden Beziehungsschwierigkeiten der Eltern sichtbar. Damit stellte sich die Symptomatik von Jeremie auch mit ihrer Funktion, die Eltern nicht mit ihren Beziehungsproblemen zu konfrontieren, dar. Diese Problematik kann im Rahmen der Therapie von Jeremie nicht behandelt werden, da der Behandlungsauftrag den Fokus auf die Schlafprobleme von Jeremie gerichtet ist und somit die Perspektiven der Therapie begrenzt hat.

9 Literatur zum Praxisbeispiel „Jeremie"

Brack, U. (Hrsg.). (1999). Frühdiagnostik und Frühtherapie. Psychologische Behandlung von entwicklungs- und verhaltensgestörten Kindern. (2. Aufl.). Weinheim: Beltz.

Hajak, G. & Rüther, E. (2008). Schlafstörungen. In: Möller, H.-J., Laux, G. & Kapfhammer, H.-P. (2008) (Hrsg.). Psychiatrie und Psychotherapie (Bd. 2). Springer. Heidelberg. S. 971–1005.

Kusch, M. (1993) Entwicklungspsychopathologie und Therapieplanung in der Kinderverhaltenstherapie. Frankfurt: Lang.

McCrae, C.S., Nau, S.D., Taylor, D.J. & Lichstein, K.L. (2006). Insomnia. In: Fisher, J. E. & O'Donohue, W. T. (Hrsg.). Evidence-Based Psychotherapy. New York: Springer. S. 324–334.

Raven, J.C. (2002). Coloured Progressive Matrices (CPM) (3., neu normierte Aufl., dt. Bearb. von Bulheller, S. & Häcker, H.). Göttingen: Hogrefe.

Steinhausen, H.-C. (2006). Psychische Störungen bei Kindern und Jugendlichen (6. Aufl.). München & Jena: Urban & Fischer.

Steinhausen, H-Ch. & Aster, v. A. (Hrsg.). (1994). Handbuch Verhaltenstherapie und Verhaltensmedizin bei Kindern. Weinheim: Beltz.

Übungsaufgaben zum Fall „Jeremie"

Aufgabe 1:
Skizzieren Sie die möglichen schulischen Folgen von Jeremies Schlafstörungen.

Aufgabe 2:
Mit welchen pädagogischen Interventionen könnte Jeremie im Rahmen der Schule unterstützt werden?

Aufgabe 3:
Recherchieren Sie, an welche Stelle in Ihrer Stadt/ Ihrem Landkreis sich die Eltern von Jeremie wegen einer Behandlung seiner Schlafstörungen wenden können und wie die Finanzierung dieser Behandlung erfolgt.

Recherchieren Sie, an welche Stelle in Ihrer Stadt/ Ihrem Landkreis sich die Eltern von Jeremie wegen einer Behandlung ihrer Paarproblematik wenden können und wie die Finanzierung dieser Behandlung erfolgt.

Aufgabe 4:
Führen Sie ein Rollenspiel mit einem Gespräch zwischen den Eltern von Jeremie und einer Schulpsychologin durch, in dem die Eltern über die Bedingungen von Jeremies Schlafstörungen aufgeklärt werden.

Bitte achten Sie bei der Auswertung des Rollenspiels speziell auf interaktionelle sowie auf inhaltliche Aspekte (z.B. wie kann den Eltern der Zusammenhang zwischen ihrem eigenen Handeln, Jeremies Schlafstörung und seinem schulischen Verhalten nahe gebracht werden).

Rollen: Mutter, Vater, TherapeutIn, zwei BeobachterInnen und ein/-e ProtokollantIn.

Lösungsvorschläge zu den Übungsaufgaben zum Praxisbeispiel „Jeremie"

Lösungsvorschläge zu Aufgabe 1:

Durch die häufige Übermüdung des Schülers leidet seine Konzentration. In einigen Fällen kann es vorkommen, dass der Schüler während des Unterrichts einschläft.

Oft lassen sich aus äußeren Kennzeichen wie schwarze Ringe unter den Augen oder blasser Gesichtsfarbe Hinweise auf Ein- und Durchschlafstörungen entnehmen.

Die Problematik schlägt sich in der Regel auch in der Leistung des Schülers nieder. Der Schüler neigt dazu, mehr Fehler zu machen, seine Leistungen werden schlechter. Durch die fehlende Vitalität nehmen auch die Sozialkontakte des Schülers ab.

Lösungsvorschläge zu Aufgabe 2:

Die Lehrerin kann nach dem Unterricht das Kind ansprechen, sich mit KollegInnen austauschen, um sie für die Situation des Kindes zu sensibilisieren, sowie sich Notizen über ihre Beobachtungen des Verhaltens von Jeremie machen.

Die Lehrerin kann Kontakt mit den Eltern aufnehmen und ein Elterngespräch mit folgenden Inhalten führen: Symptomatik klären, auf Bedingungen der Übermüdung eingehen (Wann geht das Kind ins Bett? Wie lange schläft es?). Im Rahmen dieses Gesprächs kann geklärt werden, ob die Eltern alleine mit der Situation zurechtkommen. Gegebenenfalls kann auch an eine entsprechend qualifizierte Fachberatung weiter verwiesen werden.

Nach dem Gespräch sollte die Lehrerin das Kind weiter im Blick behalten und gegebenenfalls nochmals Kontakt mit den Eltern aufnehmen.

Andrea (6 Jahre):

Geistige Behinderung
mit selbststimulierendem und
selbstverletzendem Verhalten

0 Vorinformationen

0.1 Soziodemografische Angaben zur Person der Klientin Andrea

Alter: sechs Jahre,

Geschlecht: weiblich,

Schulbildung: zum Zeitpunkt der Therapie befindet sich Andrea im ersten Jahr in einer Förderschule.

Sozioökonomische Situation der Eltern: Die Mutter ist seit der Geburt von Andrea Hausfrau. Tätigkeit und Alter des Vaters sind nicht bekannt.

0.2 Angaben zum therapeutischen Rahmen

Andrea zeigt diverse Selbststimulationen, speziell Autoaggression und Stereotypien. Durch ihren Kinderarzt wird sie auf eine Kinderstation überwiesen. Die Behandlung durch eine Psychotherapeutin beginnt auf der Kinderstation und wird während der neun Wochen Aufenthalt mit mehreren Sitzungen pro Woche durchgeführt. Nach der Entlassung erfolgt dann eine zweiwöchige ambulante Weiterbehandlung. Das Follow-up erfolgt acht Wochen nach Abschluss der Behandlung.

0.3 Therapeutisch relevante Zusatzinformationen

Die Abklärung der körperlichen Befunde wird durch Fachärzte der Kinder- und Jugendpsychiatrie und Pädiatrie durchgeführt. Im entwicklungsneurologischen und neurophysiologischen Befund zeigt sich bei Andrea eine deutliche Entwicklungsverzögerung. Aufgrund einer Epilepsie wird sie seit mehreren Jahren mit Antiepileptika behandelt. Die Mutter von Andrea hat sich mehrfach in einer Frühförderstelle beraten lassen. Andrea erhält neben der Schule zusätzlich logopädische und motopädische Behandlungen und weitere Förderangebote.

Der aktuelle psychopathologische Befund von Andrea wird durch die behandelnde Psychotherapeutin auf der Kinderstation erhoben. Andrea zeigt sich dabei bewusstseinsklar. Sie ist zu Zeit und Ort orientiert. Aufmerksamkeit und Konzentration kann sie eine halbe Stunde lang gut halten, danach lässt ihre Konzentrationsfähigkeit deutlich nach. Sie kann sich das, was in den therapeutischen Sitzungen geschieht, gut merken und erinnert sich auch in den Folgesitzungen noch daran. Die Intelligenz von Andrea ist deutlich beeinträchtigt. Es lassen sich aber keine über die Intelligenzbeeinträchtigung von Andrea hinausgehende Störungen des formalen und inhaltlichen Denkens feststellen. Andrea erscheint etwas ängstlich und scheu, ansonsten ist ihre Affektivität außerhalb der Situationen, in denen Andrea das selbstverletzende Verhalten zeigt, nicht auffällig. Psychomotorisch zeigt Andrea eine Unruhe, die sich in körperlichen Bewegungen, wie zum Beispiel schaukeln auf dem Stuhl, äußert. Es gibt keine Hinweise auf Störungen der circadianen Rhythmik und des Schlafs.

0.4 Formale Diagnose (nach ICD-10-GM)

F71.1 Mittelgradige Intelligenzminderung mit deutlicher Verhaltensstörung, die Beobachtung oder Behandlung erfordert.

G40 Epilepsie

1 Zusammengefasste Exploration

1.1 Beschreibung der aktuellen Symptomatik der Klientin

Aus der Sicht von Andrea: Andrea kann aufgrund ihrer Behinderung keine spezifischen verbalen Angaben über ihr Problemverhalten machen.

Aus der Sicht der Mutter: Nach Aussage der Mutter kratzt und beißt sich Andrea, sie zupft sich Haare aus und schlägt mit dem Kopf an das Bettgestell. Auch zeige sie Stereotypien und Jaktationen. Diese Verhaltensweisen träten vor allem zu Hause auf, sowohl in Anforderungssituationen, als auch in Situationen ohne spezielle Anforderungen an Andrea. Mitunter lasse Andrea sich durch Zuwendung ablenken und beende dann ihr autoaggressives Handeln und ihre Stereotypien.

1.2 Lebensbedingungen der Klientin

Andrea ist das einzige Kind eines Ehepaars aus der Mittelschicht. Die Familie lebt in Stadtnähe. Die Mutter kümmert sich fast ausschließlich um die Pflege und Förderung von Andrea.

1.3 Angaben über die Verhaltensbeobachtung durch die Therapeutin

Andrea ist sehr gut gepflegt. Ihre Behinderung ist zunächst kaum sichtbar. Während des Aufnahmegesprächs in der Kinderklinik schaukelt sie leicht mit dem Oberkörper während sie auf dem Stuhl sitzt. Die Sprache von Andrea entspricht der eines knapp dreijährigen Kindes. Der Therapeutin gelingt die Kontaktaufnahme zu Andrea unter Zuhilfenahme von Handpuppen. Die Mutter von Andrea wirkt recht angestrengt.

2 Befunde aus psychodiagnostischen Verfahren und Verhaltensbeobachtungen

Es wird eine systematische Verhaltensbeobachtung von Art und Häufigkeit der Autoaggression und Stereotypien unter Variation der Situation (z.B. mit/ohne Anforderung, mit/ohne Anwesenheit der Mutter, Unterbrechbarkeit des Verhaltens etc.) durchgeführt. Die Ergebnisse zeigen, dass Andrea die Autoaggressionen und Stereotypien besonders in den Situationen zeigt, in denen sie sich überfordert sieht oder Angst hat.

Die Diagnostik der geistigen Behinderung erfolgt mittels der Snijders-Oomen Nicht-Verbalen Intelligenztestreihe (SON-R 2 -7, Tellegen, Winkel & Laros 2007) und ergibt ein Entwicklungsalter von drei Jahren.

3 Verhaltens- und Bedingungsanalyse

3.1 Multidimensionale Bedingungsanalyse des selbstverletzenden Verhaltens von Andrea (Makroanalyse)

Prädisponierende Bedingung auf biologischer Ebene ist eine prä- oder perinatale Schädigung des Gehirns von Andrea, die die Fähigkeiten von Andrea, ihre Bedürfnisse verbal zu kommunizieren, beeinträchtigt. Die epileptischen Anfälle von Andrea haben vermutlich zu weiteren Hirnschädigungen geführt. Nebenwirkungen der antiepileptischen Behandlung können die Konzentrationsfähigkeit von Andrea zusätzlich beeinträchtigen. Prädisponierend auf psychischer Ebene ist möglicherweise eine Selbstwertkränkung von Andrea, da sie den Normalitäts- und Leistungsvorstellungen ihrer Mutter nicht entsprechen kann.

Auslösend auf psychischer Ebene ist die psychische Belastung von Andrea aufgrund der Überforderung durch die „Dauerförderung", deren Schwerpunkt auf Motorik, Sprache und den so genannten Kulturtechniken liegt.

Aufrechterhaltend sind möglicherweise die emotionale Zuwendung der Mutter bei Selbstverletzung von Andrea sowie die oben genannte emotionale Belastung durch den fortgesetzten Förderaufwand.

Als Ressource von Andrea ist ihre Liebe zu ruhiger Musik zu nennen.

3.2 Verhaltensanalyse des selbstverletzenden Verhaltens von Andrea (Mikroanalyse)

S

Die Mutter stellt Leistungsanforderungen an Andrea, die Andreas Möglichkeiten übersteigen. Gleichzeitig fehlt eine leistungsunabhängige emotionale Zuwendung der Mutter zu Andrea.

O

Körperliche Ebene: geistige Behinderung, eventuell Folgeschäden der Epilepsie und Nebenwirkungen der Behandlung mit Antiepileptika.

Handlungsrepertoire: Andrea verfügt jenseits der Selbstverletzungen und Stereotypien kaum über alternative Möglichkeiten der Selbstberuhigung und Kommunikation.

R

Selbstverletzendes und stereotypes Verhalten.

C *(kurzfristige* Konsequenzen)

Die Mutter wendet sich Andrea zu und nimmt ihre Leistungsanforderung zurück. Dies führt zu einer Entlastung von Andrea und zu einer Beachtung ihrer emotionalen Bedürfnisse. Damit wird das selbstverletzende und stereotype Verhalten von Andrea verstärkt.

/C (*langfristige* Konsequenzen)

Das autoaggressive Verhalten führt zu körperlichen Schäden bei Andrea. Die Erfahrung, sich selbst zu verletzen, kann des Weiteren zu einer Verletzung ihres Selbstwertgefühls führen. Zudem hindert ihre Konzentration auf das autoaggressive und stereotype Verhalten Andrea an einer Aufmerksamkeitszuwendung auf alternative Verhaltensweisen der Selbstberuhigung.

4 Multiaxiale Diagnose
(MAS für ICD-10, vgl. Steinhausen 2006)

Achse 1: Klinisch-psychiatrisches Syndrom (hier auf Achse 3 verzeichnet).

Achse 2: Eine Entwicklungsstörung liegt nicht vor, da sich Andreas Beeinträchtigungen des Sprechens und ihrer schulischen Fähigkeiten auf ihre Intelligenzminderung zurückführen lassen.

Achse 3: F 71.1 Mittelgradige Intelligenzminderung mit deutlicher Verhaltensstörung, die Beobachtung oder Behandlung erfordert. Das Intelligenzniveau entspricht dem eines dreijährigen Kindes.

Achse 4: G40 Epilepsie

Achse 5: Inadäquate oder verzerrte intrafamiliäre Kommunikation. Abnorme Erziehungsbedingungen: Erziehung, die eine unzureichende Erfahrung vermittelt (im konkreten Praxisbeispiel: einseitige Konzentration auf die Leistungsfähigkeit von Andrea).

Belastende Situation infolge von Behinderung des Kindes: abhängige Ereignisse, die zur Herabsetzung der Selbstachtung führen.

Achse 6: Tiefgreifende und schwerwiegende soziale Beeinträchtigungen in den meisten Bereichen. Benötigt manchmal Beaufsichtigung/Anleitung durch andere, um alltägliche Anforderungen zu bewältigen; unfähig, alleine zurechtzukommen.

5 Therapieziele

Therapieziele in Bezug auf Andrea:
- Reduktion des autoaggressiven Verhaltens und der Verletzbarkeit,
- Reduktion der Stereotypien,
- angemessene Beschulung von Andrea.

Therapieziele in Bezug auf die Eltern von Andrea:
- Förderung der Erziehungskompetenz der Eltern,
- Bewältigung der Behinderung des Kindes,
- Reduzierung der überfordernden Ansprüche an Andrea.

6 Prognose

Die Erweiterung der Erziehungskompetenz der Eltern und die Erarbeitung von Umgangsmöglichkeiten für die Eltern mit den Behinderungserfahrungen ihres Kindes hängt von der Bereitschaft der Eltern ab, sich auch mit ihren eigenen Einstellungen und ihrem eigenen Handeln gegenüber Andrea auseinanderzusetzen.

Kognitiv-behaviorale Therapie hat sich als effektiv erwiesen, um selbstverletzendes und selbststimulierendes Verhalten zu reduzieren (vgl. Williams & Wallace 2006). Besonders empfehlenswert sind hier Interventionen, die den Selbstwert von Andrea stärken (z.B. durch soziale Zuwendung und Eingehen auf ihre emotionalen Bedürfnisse) sowie ihr den Aufbau von Alternativverhalten zu den Selbstverletzungen und Selbststimulationen ermöglichen (z.B. durch Schaffung von Möglichkeiten der Selbstberuhigung, durch Erweiterung ihrer kommunikativen Fertigkeiten und den Aufbau der Fähigkeiten ihres sozialen Umfeldes, auf die Kommnunikationsangebote von Andrea angemessen zu antworten). Die Behandlung des selbstverletzenden Verhaltens sollte dem Prinzip folgen, zunächst diejenigen Interventionsmethoden zu nutzen, die am wenigsten restriktiv sind und erst bei einem Misserfolg von Methoden der Verstärkung und zum Aufbau von Alternativverhalten zu restriktiveren Methoden wie Reaktionsverhinderung zu greifen. Sollte die Methode der Reaktionsverhinderung eingesetzt werden, um Gesundheitsschädigungen von Andrea durch ihr selbstverletzendes Verhalten vorzubeugen, muss eine sorgfältige Abwägung potenzieller Nebenwirkungen dieser Interventionsmethode erfolgen und es sollten gleichzeitig auch weiterhin Alternativverhaltensweisen gestärkt und Andrea soziale Zuwendung gegeben werden.

7 Behandlungsplan

Behandlungsplanung in Bezug auf Andrea:

Die Elemente der Therapie des selbstverletzenden Verhaltens setzen an den Befunden aus der horizontalen Verhaltensanalyse an:

S

Reduktion der Überforderung von Andrea, Schaffung entspannender Situationen (z.B. mit ruhiger Musik), leistungsunabhängige körperliche Zuwendung.

O

Schaffen von Möglichkeiten der Entspannung und Selbstberuhigung zum Beispiel über Musikhören oder soziale Zuwendung.

R

– Aufbau von Alternativverhalten bei Andrea, welches ihr angenehme Körpergefühle und soziale Zuwendung vermittelt: Bewegungsspiele, Einschlafrituale etc.
  Aufbau von Kommunikationsmöglichkeiten von Andrea, mit denen sie andere erreichen kann, ohne sich selbst zu verletzen: zum Beispiel Kontaktübungen und Spiele der Eltern mit Andrea, Beachtung der Bedürfnisse von Andrea durch die Eltern und Eingehen der Eltern auf die Signale von Andrea.
– Schaffen von Schutzmöglichkeiten vor weiteren Verletzungen von Andrea durch ihr selbstverletzendes Verhalten zum Beispiel durch Handschuhe, Polsterung des Bettgestells, kurze Fingernägel, Kurzhaarschnitt.
– Im Falle, dass die zuvor genannten Interventionsmöglichkeiten nicht helfen: Reaktionsverhinderung durch zum Beispiel Festhalten der Hände von Andrea durch eine Person, zu der Andrea eine gute Beziehung hat.

C (*kurzfristig* und *langfristig*)

- Löschung der selbstverletzenden Verhaltensweisen von Andrea durch Nicht-Beachten oder zumindest neutrale Reaktionen ihrer Bezugspersonen.
- Positive (z.B. soziale) Verstärkung der alternativen Verhaltensweisen von Andrea.

Des Weiteren wird ein Schulwechsel von Andrea in eine Schule für geistig behinderte Menschen vorbereitet und durchgeführt.

Behandlungsplanung in Bezug auf die Eltern von Andrea:

Die Eltern von Andrea werden im Hinblick auf ihr Erziehungsverhalten beraten und sie werden angeleitet, Andrea bei den alternativen Handlungsweisen zu selbstverletzendem Verhalten zu unterstützen (Einschlafrituale, Musik auflegen, Körperkontakt etc.). Des Weiteren werden durch Psychoedukation Hilfestellungen bei der Einschätzung der Fähigkeiten von Andrea und zur Bewältigung der Behinderung des Kindes gegeben.

8 Therapieverlauf

Nach den Ergebnissen der Verhaltensbeobachtung zeigt sich im Verlauf der Behandlung bei Andrea eine deutliche Reduktion des autoaggressiven Verhaltens und der Stereotypien. Diese Verhaltensänderung zeigt sich auch im Follow-up stabil.

Die Mutter kann sich auf die Gespräche mit der Therapeutin einlassen. Der Vater lässt sich häufig in den Beratungsgesprächen entschuldigen oder bleibt, wenn er daran teilnimmt, eher verschlossen. Die emotionale Zuwendung zu ihrer Tochter und die Akzeptanz ihrer Behinderung fallen den Eltern auch am Ende der Behandlung noch schwer. Den Eltern wird empfohlen, Beratungen der Lebenshilfe und/oder das Angebot einer Selbsthilfegruppe für Eltern behinderter Kinder in Anspruch zu nehmen.

9 Literatur zum Praxisbeispiel „Andrea"

Brack, U. (Hrsg.).(1999). Frühdiagnostik und Frühtherapie. Psychologische Behandlung von entwicklungs- und verhaltensgestörten Kindern (2. Aufl.). Weinheim: Beltz.

Reinecker, H. (1994). Grundlagen der Verhaltenstherapie. Weinheim: Beltz.

Rojahn, J., Schroeder, S. R. & Mulick, J. A.(1983). Selbstverletzungsverhalten geistig Behinderter – ökovariable Analyse und Modifikation. Zeitschrift für Klinische Psychologie, 12. S. 174–199.

Steinhausen, H.-Ch. & Aster, v. A. (Hrsg.) (1994). Handbuch Verhaltenstherapie und Verhaltensmedizin bei Kindern. Weinheim: Beltz.

Steinhausen, H.-C. (2006). Psychische Störungen bei Kindern und Jugendlichen (6. neu bearb. Aufl.). München & Jena: Urban & Fischer.

Tellegen, P. J., Winkel, M. & Laros, J. A. (2007). SON-R2-7 Snijders-Oomen Nicht-Verbale Intelligenztestreihe. Göttingen: Hogrefe.

Williams, W. L. & Wallace, M. (2006). Self-Injurious Behavior. In: Fisher, J. E. & O'Donohue, W. T. (Hrsg.). Evidence-Based Psychotherapy. New York: Springer. S. 620–626.

Zielke M. & Sturm, J (Hrsg.). (1994). Stationäre Verhaltenstherapie. Weinheim: Beltz.

Übungsaufgaben zum Praxisbeispiel „Andrea"

Aufgabe 1:

Führen Sie im Rollenspiel eine Aufklärung der Eltern von Andrea bezüglich ihrer Symptomatik und ihrer Behandlung durch.

Rollen: Mutter von Andrea, Vater von Andrea, TherapeutIn, zwei BeobachterInnen und ein/-e ProtokollantIn.

Instruktion für die BeobachterInnen: Bitte achten Sie bei der Beobachtung des Rollenspiels sowohl auf inhaltliche Aspekte (Vermittlung eines Modells für die Probleme und Behinderungserfahrungen von Andrea), als auch auf interaktionale Aspekte.

Aufgabe 2:

Recherchieren Sie, welche Selbsthilfeangebote es in Ihrer Nähe für Eltern mit behinderten Kindern gibt.

Aufgabe 3:

Diskutieren Sie die im Praxisbeispiel beschriebenen Behandlungsmöglichkeiten für selbstverletzendes und stereotypes Verhalten. In welchen Fällen halten Sie reaktionsverhindernde Verfahren für angemessen, in welchen nicht.

Aufgabe 4:

Tragen Sie Einstellungen zusammen, die Sie bislang in Bezug auf Menschen, die sich selbst verletzen, gehört haben (gegebenenfalls können Sie dafür auch in psychiatrischen und psychologischen Lehrbüchern die Eintragungen zum Thema „Selbstverletzungen" recherchieren) und diskutieren Sie diese im Plenum.

Johannes (7 Jahre):

Enuresis nocturna
mit elektivem Mutismus

0 Vorinformation

0.1 Soziodemografische Angaben zur Person des Klienten Johannes

<u>Alter</u>: sieben Jahre,

<u>Geschlecht</u>: männlich,

<u>Schulbildung</u>: zweite Grundschulklasse.

<u>Sozioökonomische Situation der Eltern</u>: Die Mutter arbeitet als Hausfrau, der Vater als Handwerker. Beide Eltern sind Mitte Zwanzig.

<u>Geschwister</u>: zwei Geschwister: eine Schwester (zwei Jahre) und ein weiteres Geschwisterkind (drei Jahre).

0.2 Angaben zum therapeutischen Rahmen

Auf Empfehlung seiner Lehrerin wird Johannes wegen Schwierigkeiten im Sozialverhalten und Einnässen durch den behandelnden Kinderarzt in stationäre Behandlung überwiesen. Er wird dort zunächst stationär auf der Kinderstation behandelt. Anschließend erfolgt eine ambulante Weiterbetreuung. Die gesamte Therapiedauer liegt bei zwei Monaten mit acht Stunden Einzel- und Gruppentherapie pro Woche für Johannes sowie einer Elternberatung pro Woche.

0.3 Therapeutisch relevante Zusatzinformationen

Die körperliche Abklärung erfolgt durch einen Facharzt für Pädiatrie. Insgesamt sind die körperlichen Untersuchungen inklusive des entwicklungsneurologischen und neurophysiologischen Befunds unauffällig. Außer den üblichen Kinderkrankheiten werden keine wesentlichen Vorerkrankungen, speziell auch keine urologischen Krankheiten berichtet. Außer einer Vorstellung beim Kinderarzt, der wegen der Enuresis nocturna eine medikamentöse Behandlung mit einem Antidepressivum empfahl, hat vor der stationären Aufnahme keine Behandlung stattgefunden. Das Antidepressivum wird bei der stationären Aufnahme abgesetzt. Weitere Medikamente nimmt Johannes nicht.

Der aktuelle psychopathologische Befund wird durch die behandelnde Kinder- und Jugendpsychotherapeutin in der Kinderklinik erhoben. Johannes zeigt sich dabei bewusstseinsklar, voll orientiert und mit guter Aufmerksamkeit und Konzentrationsfähigkeit. Sein Gedächtnis ist nicht beeinträchtigt. Es lassen sich bei ihm auch keine Störungen des formalen und inhaltlichen Denkens feststellen. Bezüglich der Affektivität, des Antriebs und der Psychomotorik ergeben sich keine Auffälligkeiten. Die Intelligenz liegt leicht über der statistischen Norm. Es gibt keine Hinweise auf Störungen der circadianen Rhythmik und nach Auskunft seiner Eltern schläft Johannes nachts sehr tief. Suizidalität scheint nicht vorzuliegen.

0.4 Formale Diagnose (nach ICD-10-GM)

Erstdiagnose: F93.3 emotionale Störung mit Geschwisterrivalität

Zweitdiagnosen: F94.0 elektiver Mutismus sowie F98.0 Nichtorganische Enuresis

0.5 Differenzialdiagnostische Abklärung

F80 umschriebene Entwicklungsstörungen des Sprechens und der Sprache

1 Zusammengefasste Exploration

1.1 Beschreibung der aktuellen Symptomatik des Klienten

Johannes macht zunächst wenig Aussagen über seine Symptomatik. Es ist ihm offensichtlich peinlich, über das Einnässen zu sprechen. Auch über sein Verhalten in der Schule oder gegenüber seinen Geschwistern will er nicht sprechen. Um ihm zu erleichtern, sich über sein Befinden und seine Situation zu äußern, wird im weiteren diagnostischen Vorgehen auf spielerische, reaktionsoffene Verfahren zurückgegriffen.

Die Eltern berichten von Johannes eine zum Teil sehr ausgeprägte Verweigerungshaltung mit trotzigem und aggressivem Verhalten insbesondere auch den jüngeren Geschwistern gegenüber (z.B. Kneifen, Schupsen, Spielzeug wegnehmen, Mundzuhalten). Liebevolle Zuwendung zu den Geschwistern träte nicht auf. Darüber hinaus sei Johannes im Alltag schwer führbar, meist zeige sich bei Anforderungen (z.B. Anziehen, Aufräumen) eine ausgeprägte Verweigerungshaltung, insbesondere gegenüber der Mutter. Diese Verhaltensweisen träten täglich auf. Sozial habe er sich zurückgezogen, es kämen kaum noch andere Kinder zum Spielen. Die Verhaltensprobleme von Johannes seien mit der Offensichtlichkeit der Schwangerschaft der Mutter beziehungsweise nach Geburt des zweiten Geschwisterkindes aufgetreten.

Auch nässe Johannes seit ca. 4–5 Monaten wieder nachts ein, was häufig zu Auseinandersetzungen führe. An Besonderheiten ergibt sich hier, dass die Mutter, wenn das Bett morgens nass ist, mit einigem Geschimpfe das Bett neu bezieht. An Strafen gebe es manchmal TV-Verbot für Johannes oder sein Gameboy werde einbehalten. Eine Beschränkung der Flüssigkeitsaufnahme von Johannes am Abend zuvor sei erfolglos verlaufen. Der Vater berichtet, dass er das Einnässen des Sohnes als besonders problematisch erlebe, da er selbst als Kind erst sehr spät „trocken" war.

Die Lehrerin beschreibt, dass Johannes, der eigentlich ein durchschnittlich guter Schüler sei, in den Schulleistungen nachgelassen habe und seit Schuljahresbeginn durch Verweigerungshaltung, speziell dadurch, dass er nicht spräche, auffalle. Im Klassenverband sei er zunehmend zurückgezogen und beteilige sich kaum an Spielen.

1.2 Lebensbedingungen des Klienten

Johannes lebt mit seinen Eltern und zwei Geschwistern zusammen, ein viertes Kind ist unterwegs. Die finanzielle Situation der Familie ist angespannt. Die Mutter gibt an, dass es zwischen ihr und ihrem Mann wegen der finanziellen Krise häufig zu heftigen Auseinandersetzungen kommt. Bezüglich des Erziehungsverhaltens gegenüber den Kindern werden im Gespräch mit der Therapeutin Unterschiede zwischen den Eltern deutlich. Die Mutter beschreibt sich als eher streng und leistungsorientiert, den Vater als eher inkonsequent und inkonsistent, er übernehme zum Teil keine Erziehungspflichten oder verwöhne Johannes durch überraschende Geschenke.

1.3 Angaben über die Verhaltensbeobachtungen durch die Therapeutin

Schon im Erstgespräch wird die Belastung der Familie deutlich sichtbar. Johannes nimmt eine Verweigerungshaltung ein. Er wendet sich von seiner Mutter und der Therapeutin ab und nimmt auch keinerlei Körperkontakt zu seiner Mutter auf. Die Mutter ist hoch schwanger. Sie wirkt emotional stark belastet und abgearbeitet und verhält sich Hilfe suchend gegenüber der Therapeutin. Der Vater wirkt ebenfalls belastet und abgearbeitet. Er erscheint genervt und abweisend. Die Atmosphäre zwischen den Eheleuten ist angespannt. Die Sprache von Mutter und Vater ist einfach, aber ansonsten unauffällig. Es gelingt den Eltern nicht, sich in die Perspektive von Johannes hineinzuversetzen. Johannes selbst spricht nicht mit der Therapeutin.

2 Befunde aus psychodiagnostischen Verfahren und Verhaltensbeobachtungen

Kognitiver Bereich:

Die Intelligenzprüfung erfolgte im Rahmen der stationären Routinediagnostik. Durchgeführt wurde der HAWIK-R (HAWIK-III, Tewes, Rossmann & Schallberger 2000). Hier erreicht Johannes mit einem IQ von 115 ein leicht überdurchschnittliches Ergebnis.

Emotionaler und sozialer Bereich:

Die Befunde im Children-Apperception-Test (CAT) (Bellak & Bellak, dt. Bearb. durch Moog 1995) und im Szeno-Spieltest (von Staabs 1992) deuten auf belastete Beziehungen zur Mutter und zu den Geschwistern hin.

Die Angaben der Eltern von Johannes auf der Child-Behavior-Checklist (CBCL/4-18, Döpfner & Plück 2005) weisen auf soziale Probleme und aggressive Verhaltensweisen von Johannes hin.

In der Verhaltensbeobachtung von Johannes während der Diagnostik und auf Station kommt eine deutliche emotionale Belastung des Jungen zum Ausdruck.

Sprechverhalten: Johannes kann auf Station problemlos mit dem Sozialpädagogen und mit einem Zimmerkameraden sprachlich Kontakt aufnehmen. Hingegen will er in der Schule für Kranke mit der weiblichen Lehrkraft kaum sprechen und zeigt hier die auch aus seiner eigenen Grundschule bekannten Verweigerungshaltungen.

Enuresis:

Zur diagnostischen Abklärung und späteren Therapieverlaufskontrolle des nächtlichen Einnässens protokolliert der betreuende Sozialpädagoge zusammen mit Johannes die Häufigkeit des Einnässens mit einem einfachen kindgerechten Kategoriensystem. Darüber hinaus wird während der stationären Therapie vom Pflegepersonal und kurzfristig auch später von den Eltern ein ausführlicher Beobachtungsbogen zu den Bedingungen des Einnässens ausgefüllt. Bei einer durchschnittlichen Zubettgehzeit von 20 Uhr nässt Johannes meistens in der zweiten Hälfte der Nacht ca. drei- bis viermal die Woche ein. Dabei ist Johannes schwer weckbar. Besonders häufig nässt er nach Wochenendbeurlaubungen und am Wochenende bei seinen Eltern ein.

3 Verhaltens- und Bedingungsanalyse

3.1 Multidimensionale Bedingungsanalyse des Einnässens und des aggressiven und verweigernden Verhaltens von Johannes (Makroanalyse)

An prädisponierenden Bedingungen auf biologischer Ebene kann für das Einnässen eine genetische Disposition von väterlicher Seite angenommen werden (vgl. Steinhausen 2002). Durch die Streitigkeiten untereinander bieten die Eltern von Johannes Modelle konflikthaften und aggressiven Sozialverhaltens. Die Eltern verfügen evtl. auch über nicht hinreichende Kompetenzen, die Bedürfnisse von Johannes zu verstehen und darauf einzugehen.

Auslösende Bedingungen für die genannten Verhaltensauffälligkeiten sind insbesondere im sozialen Bereich zu suchen. Das Auftreten der aggressiven und verweigernden Verhaltensweisen von Johannes steht im Zusammenhang mit den zunehmenden Belastungen durch die eskalierenden Konflikte zwischen den Eltern von Johannes und der geringer werdenden Zuwendung durch seine Mutter, die sich mehr um die jüngeren Geschwister von Johannes kümmert. Der Vater von Johannes engagiert sich beruflich stark und ist für Johannes kaum erreichbar. Auslösend für die Enuresis von Johannes ist die zunehmende Deutlichkeit der Schwangerschaft seiner Mutter. Durch die Belastungen in der Schwangerschaft zieht sich die Mutter noch mehr von Johannes zurück.

Aufrechterhaltende Bedingungen für die Symptomatiken von Johannes sind ebenfalls insbesondere auf der sozialen Ebene zu finden. So wirken für die Sprachverweigerung und das Einnässen von Johannes wahrscheinlich die zwar vorwiegend negative, aber doch vermehrte Aufmerksamkeit und Zuwendung durch die Eltern aufrechterhaltend. Johannes selbst wird durch das Einnässen und durch die Beschimpfungen durch seine Eltern in seinem Selbstwert gekränkt. Der Junge erlebt sich als nicht in der Lage, das Einnässen und seine Wut zu kontrollieren. Durch die Verweigerung versucht er, Kontrolle zu gewinnen.

Durch sein aggressives Verhalten gegenüber seinen Geschwistern entlastet sich Johannes kurzfristig von seiner Anspannung und positioniert sich als dominierend gegenüber seinen Geschwistern. Indem sich Johannes der Aufnahme von verbalem Kontakt zu seiner Mutter und der Lehrerin verweigert, bleibt er kurzfristig von deren Anforderungen verschont und kann seinen Protest zum Ausdruck bringen. Langfristig führt sein aggressives Handeln zu sozialen Lerndefiziten und Konflikten. Seine durch die Sprechverweigerung ausgedrückte Protesthaltung beeinträchtigt ihn langfristig im Lösen sozialer Konflikte, im Aufbau und bei der Aufrechterhaltung sozialer Kontakte sowie in seinen schulischen Leistungen.

Protektive Faktoren und Ressourcen:

Insgesamt nutzt die Familie wenig mögliche Ressourcen ihres sozialen Umfeldes. Johannes besucht keine altersgleichen Kinder und unternimmt auch sonst wenig in seiner Freizeit. Er hat keine Hobbys. Auch die Eltern nutzen keine etwaigen sozialen Ressourcen, wie verwandtschaftliche Beziehungen am Ort. Auch die diversen staatlichen Hilfen (z.B. Erziehungshilfe) haben sie noch nicht ausgeschöpft.

Als Ressource von Johannes ist seine Intelligenz zu nennen. Die Bereitschaft seiner Eltern, sich professionellen Rückhalt zu holen und sich prinzipiell auch an der Behandlung zu beteiligen, kann für Johannes einen Zugang zu sozialer Unterstützung eröffnen.

3.2 Verhaltensanalyse des problematischen Verhaltens von Johannes am Beispiel des Einnässens (Mikroanalyse)

S

Johannes bemerkt den nächtlichen Harndrang nicht, geht nicht auf Toilette und nässt ein.

O

Emotionen: erniedrigtes Selbstwertgefühl,

Kognitionen: Verweigerungshaltung, abwertende Gedanken gegenüber der Mutter und gegenüber sich selbst, Misserfolgserwartung,

Handlungsrepertoire: kaum Handlungsstrategien zur Selbstkontrolle und sozial kompetenten Problemlösung.

R

Emotionen: Scham, Wut,

Kognitionen: selbstabwertende Kognitionen wie, „ich kann da nichts machen, dass es klappt"; „Mama und Papa haben die anderen Geschwister lieber", „ich bin schuld" etc.,

Handlungen: Selbstabwertung, Verleugnung von Problemen, Weigerung, sich am Beseitigen der Schmutzwäsche zu beteiligen.

C (*kurzfristige* Konsequenzen)

Die Eltern von Johannes reagieren beschämt und wütend: „Was denken die anderen, wenn unser Kind noch einnässt", „ich musste es auch lernen und mich anstrengen", „. . . der bemüht sich nicht", „der will uns/mich nur ärgern". Sie richten ihre Aufmerksamkeit auf Johannes und versuchen, ihn mit Beschimpfungen und Drohungen zu kontrollieren.

Beschuldigung der Mutter durch den Vater: „Du kannst Dein Kind nicht richtig zur Sauberkeit erziehen . . .", „. . .das ist Deine Sache. . ."; etc.

/C (*langfristige* Konsequenzen)

Das Selbstwertgefühl von Johannes wird weiter geschwächt. Er erlebt seine eigenen Bemühungen als wirkungslos. Er reagiert mit Wut und

Kontaktverweigerung. Die Eltern fokussieren auf dem Problemverhalten von Johannes. Die Beziehungsproblematik der Eltern gerät damit aus ihrem Blick und bleibt bestehen.

4 Multiaxiale Diagnose
(MAS für ICD-10, vgl. Steinhausen 2006)

Achse 1: F93.3 emotionale Störung mit Geschwisterrivalität
F94.0 elektiver Mutismus
F98.0 Enuresis

Achse 2: Es lässt sich keine Entwicklungsstörung nachweisen.

Achse 3: überdurchschnittliche Intelligenz

Achse 4: keine körperliche Symptomatik

Achse 5: Abnorme intrafamiliäre Beziehungen: Mangel an Wärme in der Eltern-Kind-Beziehung (betrifft hier die Beziehung zwischen Johannes und seiner Mutter), Disharmonie in der Familie zwischen Erwachsenen.

Inadäquate oder verzerrte intrafamiliäre Kommunikation.

Abnorme Erziehungsbedingungen: Erziehung, die eine unzureichende Erfahrung vermittelt (betrifft hier die starken Erziehungsstilunterschiede zwischen den Eltern). Akute belastende Lebensereignisse: Negativ veränderte familiäre Beziehungen durch neue Familienmitglieder sowie Ereignisse, die zur Herabsetzung der Selbstachtung führen.

Chronische zwischenmenschliche Belastungen im Zusammenhang mit Schule und Arbeit: Negative Auseinandersetzungen mit Lehrern (betrifft hier die Verweigerungshaltung von Johannes gegenüber seiner Lehrerin).

Achse 6: Deutliche und übergreifende (durchgängige) soziale Beeinträchtigung in den meisten Bereichen.

5 Therapieziele

Therapieziele in Bezug auf Johannes:

- Reduktion des nächtlichen Einnässens,
- Reduktion der emotionalen Belastung und der Schuldgefühle wegen des Einnässens,
- Förderung des Sozialverhaltens von Johannes mit Reduktion des aggressiven Handelns von Johannes,
- Förderung der Fähigkeit von Johannes, auch in schulischen Situationen, die für ihn belastend sind, wieder zu sprechen.

Therapieziele in Bezug auf die Eltern von Johannes:

- Förderung und Aufbau der Erziehungskompetenz der Eltern,
- Förderung der Ressourcen der Eltern (z.B. sozialpädagogische und sozialarbeiterische Interventionen, Hilfen im Alltag),
- Abbau der Arbeits- und finanziellen Überlastung.

Therapieziele in Bezug auf die Lehrerin von Johannes:

- Förderung der Fähigkeit der Lehrerin, Johannes im Unterricht zu unterstützen und seine Angst vor dem Sprechen zu überwinden.

6 Prognose

Auf der Grundlage der Fachliteratur zur Enuresis nocturna ist durch verhaltenstherapeutische Interventionen eine Behebung der Symptomatik gut möglich. Von einer Behandlung der Enuresis nocturna mit Antidepressiva ist wegen mangelhafter Wirksamkeitsnachweise bei gleichzeitig vorhandenen Nebenwirkungen der Medikamente abzusehen (Steinhausen 2002).

Auch die Förderung von Erziehungskompetenz der Eltern sowie der Aufbau von angemessenem Sozialverhalten sind bei entsprechender Therapiemotivation realistische Ziele. Allerdings sind bei der akuten sozialen und ökonomischen Belastung der Familie von Johannes eine Aufrechterhaltung der Therapiebeteiligung der Eltern und damit eine nachhaltige Änderung des Erziehungsverhaltens der Eltern möglicherweise nur schwer zu erreichen. Auch ist zu erwarten, dass die intrafamiliären Beziehungsstörungen ohne weitere längerfristige familien- beziehungsweise paartherapeutische Intervention nicht zu beheben sind. Ohne eine positive Veränderung der intrafamiliären Interaktionen und Konflikte steht zu befürchten, dass Johannes auch weiterhin problematisches Verhalten zeigen wird, um sich der Zuwendung seiner Eltern zu versichern.

7 Behandlungsplan

Behandlungsplanung in Bezug auf Johannes:

- Psychoedukation: Johannes wird über das Einnässen informiert (z.B. dass auch andere Kinder dieses Problem haben; dass er nicht ein ungezogenes Kind oder „Baby" ist und dass er lernen kann, selbst dieses Problem in die Hand zu nehmen). Auch wird Johannes auf die Geburt eines weiteren Geschwisterkindes vorbereitet.
- verhaltenstherapeutische Übungsbehandlung zur Förderung der Blasenkontrolle und zur Reduktion des Einnässens (vgl. Petermann & Borg-Laufs 2000). Eine apparative Verhaltenstherapie, die nach dem Stand der Psychotherapieforschung die höchste symptombezogene Erfolgsrate aufweist (vgl. von Gontard 2006), wird hier zunächst nicht angewandt, weil Johannes diese Methode als beschämend empfindet. Sie wird aber als Möglichkeit offen gehalten.
- Trainingsprogramm zur Förderung der sozialen Kompetenz in der Gruppe orientiert an dem Konzept von Petermann & Petermann (2005) in Kombination mit Elementen aus dem Selbstmanagementtraining in Bezug auf das soziale Verhalten (Vermittlung der Fähigkeiten zur Selbstbeobachtung, Selbstinstruktion und Selbstverstärkung, vgl. Borg-Laufs & Hungerige 2005).
- Beschulung in der zuständigen Schule für Kranke unter Berücksichtigung der Sprachverweigerung: Im Rahmen dieser Beschulung werden angemessene sprachliche Äußerungen durch Lob oder Token verstärkt. Sprachverweigerung oder lediglich nonverbale Kommunikation werden durch Nichtbeachtung abgebaut.

Behandlungsplanung in Bezug auf die Eltern von Johannes:

- Psychoedukation: Wissensvermittlung über den Therapieverlauf von Johannes, über Enuresis sowie Grundprinzipien des Erziehungsverhaltens.
- Einüben von angemessenem Erziehungsverhalten.
- verstärkte Einbeziehung des Vaters in die Erziehungsarbeit von Johannes
- Organisation sozialarbeiterischer und sozialpädagogischer Interventionen: Zur Reduktion der finanziellen und arbeitsmäßigen Belastung der

Familie wird der Kontakt zum zuständigen Sozial- und Jugendamt angebahnt. Für die Familie wird ein Antrag auf Erziehungshilfe gestellt und eine Haushaltshilfe für die Zeit vor und nach der Geburt organisiert. Des Weiteren wird versucht, die Möglichkeiten der Nachbarschaftshilfe und Unterstützung durch Familienmitglieder zu verbessern.

Behandlungsplanung in Bezug auf die Lehrerin in der Grundschule von Johannes:

Information der Lehrerin über das Störungsbild Enuresis nocturna und seine Bedingungen sowie die Interventionen während des Klinikaufenthaltes (insbesondere über die in der Schule für Kranke gesetzten pädagogisch-therapeutischen Bedingungen zur Reduktion der sprachlichen Verweigerungshaltung von Johannes) sowie Vorbereitung der Besuche von Johannes an der Heimatschule.

8 Therapieverlauf

Die Therapeutin-Klient-Beziehung ist zunächst eher durch Verweigerung auf Seiten von Johannes geprägt, dann durch vorsichtige Zurückhaltung. Johannes muss zunächst Vertrauen zur Therapeutin aufbauen. Als er verstanden hat, dass die Therapeutin in seiner Therapiestunde Zeit für ihn hat und es um seine Probleme geht, wird er zunehmend offener und motivierter mitzuarbeiten. Gefördert wird die Therapeutin-Klient-Beziehung auch durch das Eingangs- und Abschlussritual am Anfang und Ende jeder Therapiestunde (z.B. Anhören eines gemeinsamen Liedes von einer mitgebrachten Lieblingskassette), die kindgemäße Einrichtung des TherapeutInnenzimmers und die Verdeutlichung der therapeutischen Arbeitsbeziehung durch einen kindgerechten Therapievertrag.

Auf Station kann Johannes eine wesentliche Verbesserung hinsichtlich des Einnässens erreichen. Er nässt zu Ende der Behandlung weniger als einmal pro Woche ein. Das Erleben von Johannes, dass durch seine Mitarbeit wirklich das Einnässen abnehmen konnte, löst bei ihm einen Motivationsschub aus. Des Weiteren lässt sich auf Station eine deutliche Reduktion der aggressiven Symptomatik und der Verweigerungshaltung von Johannes beobachten. Er zeigt im Verlauf der Therapie zunehmend kompetentes Sozialverhalten. Bei gemeinsamen Terminen mit Johannes und seinen Eltern fällt auf, dass das Verhältnis zwischen Johannes und seinen Eltern herzlicher erscheint als zu Beginn der Behandlung. Des

Weiteren bringen die Eltern zum Ausdruck, dass sie verstanden haben, dass Johannes die letzten Monate zu wenig Aufmerksamkeit bekommen hat. Der Vater unternehme nun am Wochenende stundenweise etwas mit seinem Sohn. Auch die Mutter nähme sich Zeit dafür, mit Johannes zu spielen. Die Eltern sprechen nicht mehr vorwurfsvoll über das Einnässen von Johannes, sondern reagieren, wenn er einmal einnässt, sachlich. Von den Wochenenden zu Hause berichten die Eltern auch, dass Johannes seine Geschwister nicht mehr angreift, allerdings spiele er auch kaum mit ihnen. Die Therapeutin empfiehlt, Johannes nach seiner Entlassung zu einer Kindergruppe anzumelden, um ihm eine Weiterentwicklung seiner sozialen Kompetenzen und den Aufbau von FreundInnenschaften zu gleichaltrigen Kindern zu ermöglichen.

Problematisch erweist sich die Kooperation mit den Eltern in der Behandlung. Besonders zum Vater gelingt der Aufbau eines therapeutischen Arbeitsbündnisses kaum, da er nur selten zu den Elterngesprächen erscheint und es der Therapeutin auch schwer fällt, ihm aufgrund seiner wenig kooperativen Haltung und seinen überhöhten Ansprüchen an seine Frau und seinen Lebensstil (der die Einkommensverhältnisse der Familie manchmal deutlich überschreitet), unvoreingenommen gegenüberzutreten.

Die Eltern nehmen das Angebot, therapeutische Sitzungen zusammen mit den jüngeren Geschwistern von Johannes durchzuführen, nicht wahr. Auf übende Behandlungselemente, wie Rollenspiele oder den Einsatz der Videotechnik im Rahmen der Beratung, wollen sie sich nicht einlassen. Eine weitere Schwierigkeit aufgrund der Arbeitsbelastungen der Eltern ist die Koordination der Elterngespräche und der Termine der ambulanten Wiedervorstellung.

Das Problem der Arbeitsüberlastung der Mutter kann im Verlauf der Behandlung vermindert werden. Die Arbeitsüberlastung des Vaters, der versucht, seine Schuldenlast durch entsprechende Mehrarbeit abzubauen, ist jedoch nur begrenzt angehbar, da er im Rahmen der Beratungsgespräche nicht über geschäftliche Dinge sprechen will. Dennoch wird dem Vater dringend die kostenlose Schuldnerberatung am Sozialamt angeraten.

Leider gestaltet es sich auch als schwierig, die Eltern dafür zu motivieren, mit Johannes zusammen Selbstbeobachtungsbögen ausfüllen und nach seiner Entlassung aus der stationären Behandlung das Blasentraining und das Tokenprogramm durchzuführen.

In den Elternberatungsgesprächen sowie insbesondere in den Einzelgesprächen mit der Mutter werden einige ungelöste Partnerkonflikte thematisiert, welche im Rahmen der stationären Behandlung von Johannes nicht befriedigend geklärt werden können. Den Eltern wird empfohlen, eine Paarberatung in Anspruch zu nehmen.

Insgesamt scheinen die Eltern zu Ende der Gespräche zwar zuversichtlicher, was die Bewältigung der aktuellen Probleme angeht. Bedenken äußern sie jedoch bezüglich der Zeit nach der Geburt des vierten Kindes. Auch die bestehende Paarproblematik wollen sie derzeit nicht im Rahmen einer Therapie oder Beratung bearbeiten. Den Eltern wird geraten, beim Wiederauftreten von Problemen bei Johannes die örtliche Erziehungs- beziehungsweise die Ehe- und Familienberatungsstelle aufzusuchen.

9 Literatur zum Praxisbeispiel „Johannes"

Bellak, J. & Bellak, S. S. (dt. Bearb. durch W. Moog 1995). CAT. Kinder-Apperzeptions-Test. Göttingen. Hogrefe.

Borg-Laufs & Hungerige, H. (2005). Selbstmanagementtherapie mit Kindern. Ein Praxishandbuch. Stuttgart: Klett-Cotta.

Brack, U. (1986). Frühdiagnostik und Frühtherapie. Psychologische Behandlung von entwicklungs- und verhaltensgestörten Kindern. München: Urban & Schwarzenberg.

Döpfner, M. & Plück, J. (2005). CBCL/4–18: Elternfragebogen über das Verhalten von Kindern und Jugendlichen. In: Strauß, B. & Schumacher, L. (Hrsg.). Klinische Interviews und Ratingskalen. Göttingen: Hogrefe, 69–74.

Grosse, S. (1991). Bettnässen. Materialien für die psychosoziale Praxis. Weinheim: Psychologie Verlags Union.

Petermann, U. & Borg-Laufs, M. (2000). Enuresis und Enkopresis. In: Petermann, F. (Hrsg.). Lehrbuch der klinischen Kinderpsychologie, Göttingen: Hogrefe. S. 331–350.

Petermann, U. & Petermann, F. (2005). Training mit aggressiven Kindern. (11. vollst. überarb. Aufl.) Weinheim: Beltz.

Reinecker, H. (1993). Grundlagen der Verhaltenstherapie. Weinheim: Beltz.

Steinhausen. H.-Ch. & Aster, v. A. (Hrsg.). (1994). Handbuch Verhaltenstherapie und Verhaltensmedizin bei Kindern. Weinheim: Beltz.

Steinhausen, H.-C. (2002). Psychische Störungen bei Kindern und Jugendlichen (5. Aufl.). München & Jena: Urban & Fischer.

Steinhausen, H.-C. (2006). Psychische Störungen bei Kindern und Jugendlichen. Lehrbuch der Kinder- und Jugendpsychiatrie und -psychotherapie. (6. Aufl.). München/ Jena: Urban & Fischer.

Tewes, U., Rossmann, P. & Schallberger, U. (HG. 2000). Hamburg-Wechsler-Intelligenz-Test für Kinder III (HAWIK III). Göttingen: Hogrefe.

Von Gontard, A. (2006). Ausscheidungsstörungen. In: Mattejat, F. (Hrsg.). Verhaltenstherapie mit Kindern, Jugendlichen und ihren Familien. CIP-Medien. München 2006. S. 475–491.

Von Staabs, G. (1992). Scenotest (Testband und Testmaterialien). Göttingen: Hogrefe.

Übungsaufgaben zum Praxisbeispiel „Johannes"

Aufgabe 1:

Erstellen Sie ein grafisches Modell für die Zusammenhänge zwischen den unterschiedlichen Schwierigkeiten von Johannes und dem Handeln seiner sozialen Umgebung (Vater, Mutter, Lehrerin).

Aufgabe 2:

Führen Sie im Rollenspiel eine Aufklärung der Eltern von Johannes bezüglich der Symptomatik von Johannes und ihrer Prognose durch.

Rollen: Mutter von Johannes, Vater von Johannes, TherapeutIn, zwei BeobachterInnen und ein/-e ProtokollantIn.

Instruktion für die BeobachterInnen: Bitte achten Sie bei der Beobachtung des Rollenspiels sowohl auf inhaltliche Aspekte (Vermittlung eines Modells für die Probleme von Johannes), als auch auf interaktionale Aspekte.

Aufgabe 3:

Führen Sie im Rollenspiel eine Aufklärung der Lehrerin durch bezüglich der Symptomatik von Johannes und der Möglichkeiten, die sie in der Schule hat, Johannes im Unterricht zum Sprechen zu ermutigen.

Rollen: Grundschullehrerin von Johannes, TherapeutIn, zwei BeobachterInnen und ein/-e ProtokollantIn.

Instruktion für die BeobachterInnen: Bitte achten Sie bei der Beobachtung des Rollenspiels sowohl auf inhaltliche Aspekte (Vermittlung eines Modells für die Probleme von Johannes), als auch auf interaktionale Aspekte (werden die Handlungsmöglichkeiten der Lehrerin so vorgeschlagen und erarbeitet, dass sie sie annehmen kann?).

Aufgabe 4:

Diskutieren Sie in Kleingruppen die Möglichkeiten, Ressourcen von Johannes zu entdecken und sinnvoll zu fördern.

Sebastian (9 Jahre):

Lese- und Rechtschreibstörung

0 Vorinformation

0.1 Soziodemographische Angaben zur Person des Klienten Sebastian

<u>Alter</u>: neun Jahre,

<u>Geschlecht</u>: männlich,

<u>Schulbildung</u>: dritte Grundschulklasse.

<u>Sozioökonomische Situation der Eltern</u>: Der Vater arbeitet als selbstständiger Handwerksmeister. Die Mutter ist Hausfrau und als Teilzeitbeschäftigte im Betrieb ihres Ehepartners tätig.

<u>Geschwister</u>: eine ältere Schwester

0.2 Angaben zum therapeutischen Rahmen

Sebastian wird wegen Lese-Rechtschreib-Störung und einer emotionalen Folgestörung vorgestellt. Die Überweisung in eine Poliklinik für Kinder- und Jugendpsychotherapie erfolgt durch den Kinderarzt. In dieser Poliklinik wird Sebastian durch eine Psychologin zunächst tagesklinisch, dann ambulant behandelt. Die Behandlung umfasst 16 Wochen mit mehrmals wöchentlich stattfindenden Einzel- u. Gruppeninterventionen sowie einmal wöchentlich stattfindender Elternberatung. Die Einzelinterventionen mit Sebastian dauern je 45 Minuten, die Gruppeninterventionen je 90 Minuten. Die Dauer der Elternberatungen beträgt je eine Zeitstunde. Acht Wochen nach Beendigung der Behandlung wird ein Follow-up durchgeführt.

0.3 Therapeutisch relevante Zusatzinformationen

Die fachärztliche Abklärung erfolgt durch den Kinderarzt und einen Kinder- und Jugendpsychiater. Die Befunde der körperlichen Untersuchungen inklusive der entwicklungsneurologischen und neurophysiologischen Diagnostik sind unauffällig. Sebastian weist in seiner Anamnese keine wesentlichen Vorerkrankungen und auch keine früheren psychotherapeutischen Behandlungen auf. Er nimmt keine Medikamente.

Der aktuelle psychopathologische Befund wird durch die behandelnde Psychologin in der Poliklinik erhoben. Sebastian zeigt sich dabei bewusstseinsklar, voll orientiert und mit guter Aufmerksamkeit und Konzentrationsfähigkeit. Sein Gedächtnis ist nicht beeinträchtigt. Es lassen sich bei ihm auch keine Störungen des formalen und inhaltlichen Denkens feststellen. Die Psychomotorik ist unauffällig. In Bezug auf die Affektivität wird eine traurige Stimmung von Sebastian deutlich. Es ergeben sich jedoch hinsichtlich des Antriebs keine Auffälligkeiten. Die Intelligenz liegt leicht über der statistischen Norm. Die circadiane Rhythmik von Sebastian ist nicht beeinträchtigt. Suizidalität scheint nicht vorzuliegen.

0.4 Formale Diagnose (nach ICD-10-GM)

F81.0 Lese-Rechtschreib-Störung

1 Zusammengefasste Exploration

1.1 Beschreibung der aktuellen Symptomatik

Aus der Perspektive des Kiienten: Sebastian schildert, er sei schlecht in der Schule, besonders im Lesen und Schreiben, er habe keine Lust mehr auf Hausaufgaben und auf die Schule überhaupt. Zu Hause gäbe es oft Streit beim Üben für die Schule.

Aus der Perspektive relevanter Bezugspersonen: Die Mutter schildert, es gäbe insbesondere bei den Hausaufgaben, beim Diktat und beim Lesenüben heftige Auseinandersetzungen zwischen ihr und Sebastian. Sebastian verweigere sich mitunter völlig. Sie sei dann häufig „mit ihren Nerven am Ende". Zwischen den Eltern gäbe es wegen Sebastians schlechten Schulleistungen häufig Streit. Die Schulleistungen von Sebastian seien nun seit Schuljahresbeginn in den so genannten Lernfächern schlechter geworden. Die Lehrerin sei wegen der großen Klasse überlastet und kümmere sich nicht richtig.

Der Vater äußert wenig Verständnis für die Probleme seines Sohnes. Er führt die schlechten Leistungen von Sebastian im Lesen und Schreiben darauf zurück, dass Sebastian sich nicht hinreichend anstrenge und die Mutter nicht oft genug mit ihm übe.

1.2 Lebensbedingungen des Klienten

Sebastian lebt zusammen mit seiner älteren Schwester und seinen Eltern in einem Einfamilienhaus einer Kleinstadt.

1.3 Angaben über die Verhaltensbeobachtungen durch die Therapeutin

Sebastian ist ein für sein Alter eher zarter Junge. Er wirkt belastet und traurig und blickt oft Hilfe suchend nach der Mutter. Sein sprachlicher Ausdruck ist sehr gut für sein Alter. Er reagiert freundlich auf die Angebote der Psychologin und spricht recht offen über seine Probleme. Mit seiner Mutter nimmt er guten Kontakt auf. Gegenüber seinem Vater zeigt er sich deutlich zurückhaltender. Die Eltern zeigen beide ihre Erschöpfung und Hilflosigkeit deutlich durch Äußerungen wie „Wir wissen nicht mehr weiter."

2 Befunde aus psychodiagnostischen Verfahren

Zur Messung der kognitiven Leistungsfähigkeit von Sebastian werden folgende diagnostische Instrumente verwendet:

(a) globale intellektuelle Leistungsfähigkeit: HAWIK-III (Tewes, Rossmann & Schallberger 2000),
(b) Konzentrationsfähigkeit: DLKG (Kleber, Kleber & Hans 1999) und d2 (Brickenkamp 2002),
(c) Leseleistung: Zürcher-Lesetest (Linder & Grissemann 2000),
(d) Rechtschreibleistung: DRT 3 (Müller 2003).

Zusammenfassend zeigt sich hier eine Diskrepanz zwischen einer leicht überdurchschnittlichen Intelligenz (IQ 110) und einer sehr schwachen Rechtschreib- und Leseleistung. Sebastians Rechtschreib- und Leseleistung liegt deutlich unter einem Prozentrang von 10 %.

Die emotionale Befindlichkeit wird mittels des Satzergänzungstests zur Erfassung emotionaler Probleme bei Kindern (Rauchfleisch 1993) erfasst. Hierbei ergeben sich Hinweise auf eine wahrscheinlich sekundäre emotionale Belastung mit negativem Selbstbild und geringer Leistungsmotivation.

3 Verhaltens- und Bedingungsanalyse

3.1 Multidimensionale Bedingungsanalyse der Lese-Rechtschreib-Störung von Sebastian sowie der daraus resultierenden Beeinträchtigungen seines Selbstwerterlebens (Makroanalyse)

Auf biologischer Ebene ist zwar nach aktueller Lehrmeinung von einer genetischen Prädisposition zur Lese-Rechtschreib-Störung auszugehen (Schulte-Körne 2007), die Eltern von Sebastian berichten jedoch beide, weder sie selbst noch andere Personen aus der Herkunftsfamilie von Sebastian hätten Schwierigkeiten mit Lesen und Schreiben. Prädisponierend auf psychischer Ebene für die wahrscheinlich sekundären emotionalen Probleme ist die eher sensible Primärpersönlichkeit von Sebastian.

Als auslösende Bedingung für das Entdecken der Lese-Rechtschreib-Störung ist die Beschulung von Sebastian und das dort erfolgende Training der Kulturtechniken Lesen und Schreiben anzuführen, da erst nach Einschulung von Sebastian seine Lese-Rechtschreib-Störung offensichtlich wurde. Auslösende Bedingungen für die emotionalen Beeinträchtigungen von Sebastian sind seine schlechten Schulleistungen sowie der gleichzeitig erlebte Leistungsdruck der Eltern und Sebastians seltene positive Leistungserlebnisse. Diese Erfahrungen haben das Selbstwertgefühl von Sebastian angegriffen.

Aufrechterhaltend für das schulische Vermeidungsverhalten von Sebastian ist die kurzfristige Entlastung durch die Vermeidung. Aufrechterhaltend für die emotionalen Beeinträchtigungen von Sebastian sind seine andauernd schlechten Schulleistungen im Lesen und Schreiben, die andauernden Leistungserwartungen seiner Eltern und die Verknüpfung von Anerkennung durch seine Eltern mit Sebastians Schulleistungen.

Als Ressourcen von Sebastian sind seine überdurchschnittliche Intelligenz, seine soziale Kompetenz und sein ausgeprägtes Interesse an Musik zu nennen.

3.2 Verhaltensanalyse der emotionalen Beeinträchtigungen von Sebastian (Mikroanalyse)

S

Schulische Anforderungen, Hausaufgaben- oder Übungssituation

O

Emotionen: emotionale Sensibilität,
Kognitionen: „Ich kann nicht gut lesen und schreiben."

R

Emotionen: negatives Selbstbild, emotionale Belastungsreaktion,
Verhalten: Leistungsverweigerung, kein Interesse mehr an schulischen
Leistungen.

C (*kurzfristige* Konsequenzen)

Entlastung durch die Verweigerung und den Rückzug von schulischen Anforderungen. Erhebliche Konflikte mit Vater und Mutter.

/C (*langfristige* Konsequenzen)

Zunahme der schulischen Defizite und schlechte Schulleistungen in allen
Fächern. Damit bei andauernder Fokussierung schulischer Leistungsfähigkeit durch die Eltern von Sebastian Verschärfung seiner emotionalen Probleme und weitere Beeinträchtigungen seines Selbstwertgefühls.

4 Multiaxiale Diagnose
(MAS für ICD-10, vgl. Steinhausen 2006)

Achse 1: Klinisch-psychiatrisches Syndrom (hier auf Achse 2 verzeichnet)

Achse 2: Mit F81.0 (Lese-Rechtschreib-Störung) liegt eine umschriebene
Entwicklungsstörung schulischer Fertigkeiten vor.

Achse 3: Das Intelligenzniveau ist normal.

Achse 4: Es liegt keine körperliche Symptomatik vor.

Achse 5: Inadäquate oder verzerrte intrafamiliäre Kommunikation und abnorme Erziehungsbedingungen: unangemessene Anforderungen durch die
Eltern.

Achse 6: Befriedigende soziale Anpassung insgesamt, aber mit vorüberge-
henden oder geringgradigen Schwierigkeiten in lediglich einem oder zwei
Bereichen.

5 Therapieziele

Therapieziele in Bezug auf Sebastian:

– emotionale Entlastung und Bewältigung der Lese-Rechtschreib-Störung,
– Kompensation der Lese-Rechtschreib-Störung durch andere Fähigkeiten,
– Verbesserung der Lese-Rechtschreib-Leistung,
– Aufholen der schulischen Defizite,
– Stärkung seiner Selbstsicherheit.

Therapieziele in Bezug auf die Eltern von Sebastian:

– Aufklärung und Beratung der Eltern bezüglich der Lese-Rechtschreib-Störung von Sebastian und seiner daraus resultierenden Leistungsmöglichkeiten in bestimmten schulischen Anforderungssituationen.
– Reduktion der elterlichen Leistungsanforderungen an Sebastian und Förderung des Selbstwertgefühls von Sebastian durch die Würdigung der Interessen und Ressourcen von Sebastian durch seine Eltern.

6 Prognose

Die Prognose für die Lese-Rechtschreib-Störung ist nicht günstig (vgl. Steinhausen 2006). Sebastian wird voraussichtlich im Lesen und Schreiben immer eine Schwäche aufweisen. Allerdings kann die Lese-Rechtschreib-Störung auch gut kompensiert werden (z.B. mit Einsatz von Computern). Soziale und emotionale Beeinträchtigungen können durch Aufklärung bezüglich der Lese-Rechtschreib-Störung für die Bezugspersonen der betroffenen Kinder und Jugendlichen und durch eine Veränderung des Fokus der Bezugspersonen auf die Ressourcen der betroffenen Kinder und Jugendlichen aufgefangen werden. Da hier davon ausgegangen und auch darauf hingearbeitet wird, dass die Eltern von Sebastian eine Bereitschaft entwickeln können, Sebastian zu unterstützen, ist die Prognose bezüglich der emotionalen Folgestörungen von Sebastian als gut zu bewerten.

7 Behandlungsplan

Behandlungsplanung in Bezug auf Sebastian:

Die Interventionen für Sebastian beinhalten:

- die Förderung seiner musikalischen Fähigkeiten und seiner Computer-fertigkeiten. Mit Sebastian werden kompensatorische Techniken einge-übt, zum Beispiel erlernt er das Benutzen von Rechtschreibprogrammen am PC und von Wörterbüchern.
- Nachhilfestunden zum Aufholen schulischer Wissensdefizite,
- Teilnahme an einem Gruppentraining zur Stärkung der Selbstsicherheit,
- Teilnahme an der Hausaufgabengruppe der Kinderstation.

Die einzelnen Elemente der pädagogisch-psychologischen Intervention in Bezug auf die Lese-Rechtschreib-Fähigkeiten von Sebastian setzen an allen Bedingungsfaktoren seines Verhaltens an:

S

Beschulung an der Schule für Kranke unter Anwendung lerntheoretischer Grundlagen, später Wechsel an eine private Schule, an der mehr Rücksich-ten auf die individuellen Besonderheiten des Kindes genommen werden und die Klassenstärke geringer ist.

O

Lese-Rechtschreib-Training, das später an einer entsprechenden Förder-stelle stattfinden kann.

R

Kognitive Strategien:

- positive Selbstinstruktionen („ich bin nicht doof, ich habe nur Probleme mit Lesen und Schreiben. Dafür kann ich …"),
- Diskriminations- und Attributionstraining zum Umgang mit Misserfolg und zur Leistungsmotivation,
- Einüben von Selbstkontrollstrategien bei Leistungsanforderungen (z.B. Hausaufgaben).

C

Primäre/sekundäre Verstärkung der Arbeit von Sebastian an Übungs-, The-rapie- und Hausaufgaben.

Behandlungsplanung in Bezug auf die Eltern von Sebastian:

Die Eltern von Sebastian werden in mehreren Gesprächen über Lese-Rechtschreib-Störung und ihre Folgen informiert und es werden Möglichkeiten erarbeitet, wie sie ihren Sohn beim Entdecken von alternativen Handlungsmöglichkeiten, die seinen Selbstwert stärken, unterstützen können.

8 Therapieverlauf

Sebastian und seine Mutter beteiligen sich sehr engagiert an den Gesprächen und Übungen in der Therapie. Sebastian übt kompensatorische Techniken insbesondere am Computer mit großem Interesse ein und wird deutlich leistungsmotivierter. Auch erlebt er es als sehr positiv, sich in einer Gruppe mit anderen Kindern mit Lese-Rechtschreib-Störungen austauschen zu können. Allerdings zeigt sich in der Nachuntersuchung der Lese-Rechtschreib-Leistung, wie zu erwarten ist, keine wesentliche Besserung.

Nach Abschluss der Intervention wirkten sowohl der Junge als auch seine Eltern deutlich entlastet, was sich bei Sebastian auch in seinen Antworten auf den zum Abschluss der Interventionen durchgeführten SET-EP (Rauchfleisch 2001) widerspiegelt. Die Leistungsanforderungen der Eltern relativieren sich und ihnen gelingt eine Veränderung ihres Fokus auf die Stärken von Sebastian.

9 Literatur zum Praxisbeispiel „Sebastian"

Betz, D. & Breuninger, H. (1998). Teufelskreis Lernstörungen (5. Aufl.). Weinheim: Beltz.

Brickenkamp, R. (2002). Aufmerksamkeits-Belastungs-Test (d2). (9. Aufl.). Göttingen: Hogrefe.

Kleber, E.W., Kleber, G. & Hans, O. (1999). Differentieller Leistungstest. (2. Aufl.). Göttingen: Hogrefe.

Klicpera, C., Schabmann, A. & Gasteiger-Klicpera, B. (2007). Legasthenie. Modelle, Diagnose, Therapie und Förderung. München: UTB Reinhardt.

Lauth, G., Grünke, M. & Brunstein, J. (2004). Interventionen bei Lernstörungen. Förderung, Training und Therapie in der Praxis. Göttingen: Hogrefe.

Linder, M & Grissemann, H. (2000). Zürcher Lesetest (ZLT) (6. Aufl.). Göttingen: Hogrefe.

Müller, R. (2003). Diagnostischer Rechtschreibtest für 3. Klassen (DRT 3) (4. Aufl.). Göttingen: Hogrefe.

Little, S. G., Akin-Little, A. & Richards, T. L. (2006). Learning Disorders. In: Fisher, J. E. & O'Donohue, W. T. (Hrsg.). Evidence-Based Psychotherapy. New York: Springer, 368–376.

Rauchfleisch, U. (2001). Kinderpsychologische Tests. Ein Kompendium für Kinderärzte. Stuttgart: Enke.

Schulte-Körne, G. (2007). Genetik der Lese- und Rechtschreibstörung. Monatsschrift Kinderheilkunde, 155, 4 (April). S. 328–336.

Schleider, K. (1994). Lern- und Leistungsstörungen im Kindes- und Jugendalter. Pflege-Zeitschrift, 47 (4). S. 235–237. Stuttgart: Kohlhammer.

Schulte-Körne, G. (2006). Lese-Rechtschreibstörung. In: Mattejat, F. (Hrsg.). Verhaltenstherapie mit Kindern, Jugendlichen und ihren Familien. CIP-Medien. München 2006. S. 433–443.

Steinhausen, H.-C. (2006). Psychische Störungen bei Kindern und Jugendlichen. Lehrbuch der Kinder- und Jugendpsychiatrie und -psychotherapie. (6. Aufl.). München/ Jena: Urban & Fischer.

Tewes, U., Rossmann, P. & Schallberger, U. (HG. 2000). Hamburg-Wechsler-Intelligenz-Test für Kinder III (HAWIK III). Göttingen: Hogrefe.

Warnke, A., Hemminger, U. & Roth, E. (2002). Legasthenie. Leitfaden für die Praxis. Göttingen: Hogrefe.

Warnke, A. (2008). Umschriebene Entwicklungsstörungen schulischer Fertigkeiten. In: Möller, H.-J., Laux, G. & Kapfhammer, H.-P. (2008) (Hrsg.). Psychiatrie und Psychotherapie (Bd. 2). Springer. Heidelberg. S. 1133–1150.

Übungsaufgaben zum Praxisbeispiel „Sebastian"

Aufgabe 1:

Diskutieren Sie in Kleingruppen, welche Beiträge eine Lehrkraft zur diagnostischen Abklärung und zur Erfassung möglicher Veränderungen im Therapieverlauf leisten kann.

Aufgabe 2:

Diskutieren Sie in Kleingruppen, welche Möglichkeiten der spezifischen pädagogischen Förderung der Lehrkraft in diesem Fall zur Verfügung stehen und wie eine Lehrkraft die beschriebenen therapeutischen Interventionen unterstützen kann. Tragen Sie die Ergebnisse der Kleingruppenarbeit im Plenum zusammen und erarbeiten Sie gemeinsam einen pädagogischen Interventionsplan für Sebastian, der die Therapie begleitet.

Aufgabe 3:

Recherchieren Sie für Ihre Kommune, mit welchen Fachkräften und Einrichtungen der psychosozialen Versorgung die Lehrkraft im Falle von Lese-Rechtschreib-Störung bei einer Schülerin oder einem Schüler kooperieren kann.

Aufgabe 4:

Erarbeiten Sie anhand der angegebenen Literatur wichtige Daten zur Diagnostik, Intervention und Prognose der Lese-Rechtschreib-Störung und führen Sie ein Rollenspiel durch, in dem Sie die Eltern von Sebastian über diese Störung und die Konsequenzen für Sebastian und sein soziales Umfeld informieren.

Rollen: Mutter und Vater von Sebastian, TherapeutIn, zwei BeobachterInnen und ein/-e ProtokollantIn.

Instruktion für die BeobachterInnen: Bitte achten Sie bei der Beobachtung des Rollenspiels sowohl auf inhaltliche Aspekte (Vermittlung eines Modells für die Probleme von Sebastian), als auch auf interaktionale Aspekte (werden die Handlungsmöglichkeiten den Eltern von Sebastian so vorgeschlagen und erarbeitet, dass sie sie annehmen können?).

Aufgabe 5 (mit Lösungsvorschlag):

Diskutieren Sie im Plenum, ob im Falle von Sebastian theoretisch auch dann eine genetischen Prädisposition der Lese-Rechtschreib-Störung im multidimensionalen Bedingungsmodell als mögliche Vorbedingung Erwähnung finden kann, wenn aus der Anamnese der Herkunftsfamilie keine Hinweise auf von dieser Störung betroffene Verwandte vorliegen.

Lösungsvorschläge zu den Übungsaufgaben zum Praxisbeispiel „Sebastian"

Lösungsvorschlag zu Aufgabe 5:

Eine genetische Prädisposition könnte trotzdem vorliegen und entweder mit einer Neumutation begründet werden, die die neurologischen Funktionen, die die Fähigkeiten, Lesen und Schreiben zu erlernen, beeinträchtigt. Eventuell ist es auch so, dass eine Lese-Rechtsschreibstörung bei Verwandten von Sebastian zwar vorliegt, von diesen aber kompensiert werden kann und somit nicht in der Anamnese berichtet wird.

Timo (10 Jahre):

Störung des Sozialverhaltens

0 Vorinformationen

0.1 Soziodemografische Angaben zur Person des Klienten Timo

<u>Alter</u>: zehn Jahre,

<u>Geschlecht</u>: männlich,

<u>Schulbildung</u>: vierte Grundschulklasse.

<u>Sozioökonomische Situation der Eltern</u>: Der Vater ist als Ingenieur selbstständig tätig, die Mutter arbeitet als Hausfrau. Beide Eltern sind Ende 30.

<u>Geschwister</u>: zwei sechsjährige Zwillingsbrüder.

0.2 Angaben zum therapeutischen Rahmen

Timo zeigt verbal und körperlich aggressives Verhalten gegen SchülerInnen, LehrerInnen, Mutter und Sachen. Wegen seiner Verhaltensprobleme ist er bereits in einer Erziehungsberatungsstelle und beim Schulpsychologischen Dienst vorgestellt worden. Vor kurzem wurde ein Schulverweis ausgesprochen.

Auf dringende Empfehlung der Schule wird Timo durch einen Kinderarzt in die psychiatrische Ambulanz überwiesen. Auf Anraten der Schule soll dort unter anderem die Frage geklärt werden, ob für Timo eine Förderschule beziehungsweise Schule für Erziehungshilfe beziehungsweise eine entsprechende heilpädagogische Einrichtung geeignet ist. Die Behandlung wird durch eine Psychotherapeutin durchgeführt und erstreckt sich über einen Zeitraum von etwas mehr als neun Monaten. In den ersten beiden Monaten wird teilstationär, anschließend ambulant gearbeitet. Die Dauer der Sitzungen beträgt eine Zeitstunde. Nach Abschluss der Psychotherapie werden über zwei Jahre halbjährlich stattfindende Follow-up-Sitzungen durchgeführt.

0.3 Therapeutisch relevante Zusatzinformationen

Laut dem Konziliarbericht des Kinderarztes ist der körperliche Befund bei Timo unauffällig. Timo nimmt keine Medikamente und hat außer den üblichen Kinderkrankheiten (Masern, Windpocken) keine Vorerkrankungen gehabt.

Der aktuelle psychopathologische Befund wird durch die behandelnde Kinder- und Jugendpsychotherapeutin in der Poliklinik erhoben. Timo zeigt sich dabei bewusstseinsklar, voll orientiert und mit guter Aufmerksamkeit und Konzentrationsfähigkeit. Sein Gedächtnis ist nicht beeinträchtigt. Es lassen sich bei ihm auch keine Störungen des formalen und inhaltlichen Denkens feststellen. Bezüglich der Affektivität zeigen sich in der Anamnese keine Auffälligkeiten. Timo ist psychomotorisch unruhig. Seine Intelligenz liegt am oberen Rand der statistischen Norm. Es gibt keine Hinweise auf Störungen der circadianen Rhythmik und nach Auskunft seiner Eltern schläft Timo auch gut. Suizidalität scheint nicht vorzuliegen.

0.4 Formale Diagnose (nach ICD-10-GM)

Erstdiagnose: F91.2 Störung des Sozialverhaltens bei vorhandenen sozialen Bindungen
Zweitdiagnose: F81.0 Lese- und Rechtschreibstörung

0.5 Differenzialdiagnostische Abklärung

Hyperkinetische Störung des Sozialverhaltens F90.1

Kombinierte Störung des Sozialverhaltens und der Emotionen F92

F91.3 Störung des Sozialverhaltens mit oppositionellem, aufsässigem Verhalten. (Diese Diagnose wird ausgeschlossen, weil es aus dem Bericht der Mutter Hinweise darauf gibt, dass Timo Tiere gequält und kleinere Geldbeträge gestohlen hat. Es besteht an dieser Stelle jedoch eine diagnostische Unsicherheit. Timo selbst bestreite dieses Verhalten vehement.)

Emotionale Störung mit Geschwisterrivalität F93.3.

1 Zusammengefasste Exploration

1.1 Beschreibung der aktuellen Symptomatik des Klienten

<u>Aus Sicht von Timo</u>: Timo beschreibt, er habe Ärger und Schwierigkeiten in der Schule. Auch die Geschwister würden ihn ärgern, dann gebe es halt „Zoff". Jetzt würde er deswegen vielleicht von der Schule fliegen. Freunde habe er nur wenige. Ein Freund sei weggezogen. Die anderen Kinder könnten ihn nicht leiden und würden ihn hänseln. Überhaupt, die Schule sei „total doof", die Lehrerin bevorzuge immer die anderen. Zu Hause sei er an allem Schuld. Seine Eltern kümmerten sich mehr um die Brüder, würden nie zuhören, sondern gleich schimpfen und schreien. Timo meint, gegen seine Wutanfälle könne er nichts machen. Die Vorwürfe, gestohlen oder die Fische gequält zu haben, streitet er ab.

<u>Aus Sicht der Mutter</u>: Nach Angaben der Mutter zeigt Timo häufige Wutausbrüche zu Hause und in der Schule, wenn etwas nicht nach seinen Vorgestellungen verläuft. Er benutze wüste Beschimpfungen, trete und spucke, beschädige Schul- und Spielsachen anderer Kinder. Er habe nur wenige Freunde. Aktuell bestehe für ihn ein Trainingsverbot im Fußballverein. Zu Hause zeige Timo aggressives Verhalten gegen seine Geschwister. So trete und schubse er sie, wenn er davon ausginge, die Mutter sähe nicht hin. Sie selbst beschimpfe er, er verweigere Anforderungen wie Hausaufgaben oder Aufräumen. In der Schule sei er nicht bereit, Leistungsanforderungen wie Stillarbeit oder Hausaufgaben zu erfüllen. Die Mutter äußert auch die Vermutung, dass Timo kleinere Beträge aus ihrer Geldbörse und den Spardosen der Geschwister genommen habe. Auch in der Schule sei schon etwas weg gekommen. Einmal hätten die Goldfische auf dem Teppich gelegen und wären dann eingegangen. Die Mutter vermutet, dass Timo dafür verantwortlich gewesen war. Timo habe des Weiteren Probleme beim Lesen und Schreiben. Diese Fähigkeiten seien auch schon einmal untersucht worden. Er besuche ein Lese-Rechtschreib-Training.

<u>Aus Sicht der Schule</u>: Die Klassenlehrerin schildert, dass Timo schon seit ungefähr zwei Jahren in zunehmendem Maße Verhaltensauffälligkeiten zeigt. Im persönlichen Kontakt sei Timo wenig zugänglich. Er könne sich nur schwer an Regeln des Schulalltags halten und verweigere die Mitarbeit. Besonders schwache Leistungen zeige er im Lesen und Schreiben. Hier wäre der Schulpsychologe bereits aktiv geworden.

Timo verweigere öfters Anforderungen. Seine Hausaufgaben fehlten gelegentlich ganz. Oft seien sie auch unvollständig. Timo werde sehr ärgerlich, wenn seinen Erwartungen nicht entsprochen werde. Er beschimpfe dann die Klassenlehrerin und MitschülerInnen mit relativ starken Ausdrücken. Es komme auch zu Schlägereien auf dem Schulhof oder auf dem Heimweg, insbesondere mit SchülerInnen aus jüngeren Klassen, dabei weniger mit Mädchen. Auch bespucke er MitschülerInnen. Umgekehrt sei er bei den MitschülerInnen nicht beliebt. Mit anderen „Klassenrabauken" gehe er manchmal kurzfristige Koalitionen ein. Timo werde zu keinem Kindergeburtstag eingeladen. Auf Misserfolg reagiere er mit Weinen und Schreien. Auf angekündigte Konsequenzen (z.B. zusätzliche Hausaufgaben) reagiere er ebenfalls aggressiv. Auch nehme er anderen Kindern Gegenstände weg und beschädige diese. Die Verantwortung für sein Verhalten suche Timo bei anderen. Er fühle sich ständig provoziert. Nach seiner Aussage verteidige er sich aber nur. Die Verhaltensauffälligkeiten von Timo hätten sich im Verlauf der Grundschulzeit in Art und Stärke sehr gesteigert. Es sei auch schon zu Beschwerden von Eltern der MitschülerInnen gekommen. Ein effektiver Unterricht sei wegen den Störungen durch Timo mitunter nicht möglich. Von Seiten der Schule werde überlegt, für Timo die Aufnahme an einer Schule für Erziehungshilfe oder zeitweise in eine entsprechende heilpädagogische Einrichtung zu beantragen.

1.2 Lebensgeschichtliche Entwicklung und Lebensbedingungen des Klienten

Die anamnestischen Daten werden von der behandelnden Psychotherapeutin im Gespräch mit der Mutter erhoben.

Timo ist das erste Kind seiner Eltern. Er lebt mit seinen leiblichen Eltern und seinen beiden fünfjährigen Zwillingsbrüdern in einer mittelgroßen Stadt.

Schwangerschaft, Geburt und körperliche Entwicklung sowie die Entwicklung von Motorik, Sprache und Sauberkeit waren unauffällig. Die Mutter berichtet, dass beide Eltern sich das Kind gewünscht hätten.

Im Kindergarten hätte Timo keine größeren Probleme gehabt. Er hätte damals jedoch schon einzelne Wutanfälle gezeigt zum Beispiel wenn er etwas nicht bekommen hätte. Nach Aussage der Mutter hätte Timo das von seinem Vater.

An den Anfang der Schulzeit kann die Mutter sich nicht richtig erinnern, da die Zwillinge in dieser Zeit noch so klein waren und ihr alles zu viel gewesen sei. Bei einem der Zwillinge sei ein bösartiger Tumor festgestellt worden, der operativ entfernt wurde. In diesem Zusammenhang seien aktuell immer noch häufig Untersuchungen dieses Kindes in der zuständigen Universitätsklinik nötig. Nach Geburt der Zwillinge habe sich Timo mitunter recht eifersüchtig gezeigt.

Vor zwei Jahren sei die Familie in ein Reihenhaus umgezogen, in diesem Zusammenhang sei ein Schulwechsel erforderlich gewesen. Timo habe sein eigenes Zimmer, die Zwillinge seien zusammen in einem Zimmer. In der neuen Grundschule hätten die Probleme dann begonnen. Anfang der dritten Klasse habe der Lehrer gesagt, die Mutter solle mit Timo zum Schulpsychologen. Dort sei eine Lese-Rechtschreibstörung festgestellt worden. Einmal die Woche ginge Timo zum Förderunterricht.

Der Vater sei als Ingenieur sehr viel auf Baustellen unterwegs, oft auch gar nicht zu Hause. Die Arbeitlage sei relativ angespannt, da sein Arbeitgeber Schwierigkeiten habe, genug Aufträge zu akquirieren. Der Vater reagiere mitunter unbeherrscht, schreie, in manchen Situationen habe er Timo auf den Po geschlagen („verhauen"). Der Vater äußere wenig Verständnis für Timo und zeige ihm gegenüber eher Ärger. Die Mutter meint, auch der Vater müsse sich zusammenreißen.

Die Mutter gibt an, dass sie sich seit der überraschenden Geburt der Zwillinge mit der Sorge um den kranken Zwilling eigentlich überfordert fühle und ständig gereizt sei. An manchen Tagen sei sie sehr verzweifelt und depressiv. Sie fühle sich im Alltag mitunter vom Vater alleingelassen. Die Ehe sei durch die Probleme ziemlich belastet. Das sei früher nicht so gewesen. Trennen möchten sich die Eltern nicht. Eigentlich hätte sie gerne freiberuflich weitergearbeitet. Das sei seit Geburt der Zwillinge leider nicht mehr möglich gewesen. Es sei ein großer Wunsch der Familie des Vaters, dass sie und ihr Ehepartner zusammen ein eigenes Haus bauten.

Bezüglich des Erziehungsverhaltens beschreibt die Mutter, dass sie, bis die Zwillinge kamen, eher sehr nachgiebig gewesen sei und Regelverstöße meist geduldet habe. Nach der Geburt der Zwillinge sei sie eher ungeduldig, manchmal streng, manchmal aber auch nachgiebig. Im Alltag sei etwas wenig Zeit für Timo, sie könne sich oft nicht durchsetzen. Der Vater sei strenger und werde dann mitunter auch zu heftig. Er sei nicht oft zu Hause. Sie wüssten beide nicht mehr, wie sie weiter mit Timo umgehen sollten. Wenn sie streng seien, helfe es nichts, und wenn sie Versprechungen machten, auch nicht. Die Gespräche an der Erziehungsberatungsstelle hätten nicht viel geholfen.

1.3 Angaben über die Verhaltensbeobachtung durch die Therapeutin

Timo kleidet sich altersadäquat und unauffällig. Er ist etwas ungepflegt. Im Behandlungssetting verhält er sich angepasst, er ist allerdings etwas unruhig und gibt auf die Fragen der Therapeutin nur sehr zurückhaltend Antwort. Timos Sprache ist für sein Alter angemessen und unauffällig. Die Mutter wirkt insgesamt unauffällig, tendenziell erschöpft und belastet. Sie ist auf der Suche nach Hilfe und gibt sehr bereitwillig Auskunft. Sprachlich drückt sie sich sehr differenziert aus. Timo und seine Mutter interagieren in der Therapiesituation nur wenig. Der Vater erscheint nicht. Die beiden Geschwister von Timo sind im Kindergarten.

2 Befunde aus psychodiagnostischen Verfahren

Behavioraler Bereich:

- Der Elternexplorationsbogen (Petermann & Petermann 2005) macht deutlich, dass Timo Anforderungen von Erwachsenen ablehnt und eine geringe Frustrationstoleranz und Impulskontrolle aufweist.
- Die Ergebnisse des Elternfragebogens zum Verhalten von Kindern und Jugendlichen (CBCL/4-18, Achenbach, in: Döpfner & Plück 2005a) ergeben in den Skalen „Aggressives Verhalten", „Dissoziales Verhalten" und „Soziale Probleme" klinisch auffällige Werte.
- Im Lehrerfragebogen (TRF, in: Döpfner & Plück 2005b) wird diese Beurteilung bestätigt.
- Die Befunde des Erfassungsbogens für aggressives Verhalten in konkreten Situationen (EAS, Petermann & Petermann, 2000) weisen darauf hin, dass Timo in allen erfragten Bereichen (Freizeitbereich, Schule, Elternhaus) vorwiegend körperliche Formen der Aggression zeigt.
- Die Befunde des EAS werden durch die Ergebnisse des Beobachtungsbogens für aggressives Verhalten (BAV; Petermann & Petermann, 2005) für LehrerInnen validiert. Danach zeigt Timo an aggressiven Verhaltensweisen zum Beispiel Anschreien und Anbrüllen, Treten, Boxen und Stoßen.

Kognitiver Bereich:

(Vorbefund des schulpsychologischen Dienstes)

- Die Intelligenzprüfung ergibt einen IQ von 115 (HAWIK-III, Tewes, Rossmann & Schallberger 2000) bei unauffälligem Profil.
- Die Rechtschreibleistung ist mit einem Prozentrang von 18 unterdurchschnittlich (DRT 3, Müller 2003).
- Die Aufmerksamkeitsleistung weist mit einem Prozentrang von 45 durchschnittliche Werte auf (d2, Brickenkamp 2002).

Emotionaler Bereich:

In den reaktionsoffenen Verfahren Sceno-Spieltest (von Staabs 1992), Familie-in-Tieren (Brem-Gräser 2003), freie Zeichnung und im CAT (Bellak & Bellak, dt. Überarb. zum Kinder-Apperzeptions-Test durch Moog 1995) bringt Timo seine soziale Isolation, die Angst vor schulischem Misserfolg, eine traurige Gestimmtheit und aber auch Gereiztheit zum Ausdruck.

3 Verhaltens- und Bedingungsanalyse

3.1 Multidimensionale Bedingungsanalyse der Verhaltensprobleme von Timo (Makroanalyse)

Prädisponierend ist die Neigung zu instrumenteller aggressiver Impulsivität von Timo aufgrund des entsprechenden Modellverhaltens des Vaters.

Auslösend für die Probleme von Timo sind sein schulischer Misserfolg durch eine Lese-Rechtschreibstörung, seine geringe Frustrationstoleranz und eine Rivalität gegenüber seinen Geschwistern. Sein Gefühl, in der Familie vernachlässigt zu werden, basiert auf seiner Beobachtung, dass seine Mutter seit der Geburt der Zwillinge und der Glaukomerkrankung eines der Zwillinge seinen Geschwistern starke Aufmerksamkeit zukommen lässt. Durch die Umschulung nach dem Umzug hat Timo zudem zuvor bestehende soziale Bindungen verloren.

Aufrechterhaltend für die Verhaltensprobleme von Timo wirkt seine durch seine Aggression entstandene Außenseiterposition in seiner neuen Klasse, durch die ihm bestärkende soziale Kontakte zu Peers verunmöglicht werden. Das inkonsequente und inkonsistente Erziehungsverhalten der Eltern erschwert Timo ein Umlernen. Durch das unbeherrschte Verhalten seines Vaters wird Timo zudem gespiegelt, dass Aggression in seiner Familie eine adäquate Möglichkeit zum Umgang mit sozialen Schwierigkeiten ist. Beide Eltern reagieren angespannt auf Timo und können zum einen nicht als Modelle für sozial kompetentes und gelassenes Handeln dienen, zum anderen haben sie wenig Raum für die Bedürfnisse von Timo.

Zudem hat mit der dritten Klasse der Leistungsdruck in der Schule zugenommen, was die Belastungen von Timo weiter ansteigen lässt. Seine selbst- und fremdabwertenden Gedanken bedingen Gefühle der Inkompetenz, beeinträchtigen sein Selbstwertgefühl weiter und rufen bei Timo Ärger auf andere Kinder und auf Erwachsene hervor. Durch negative Zuwendung und Reduktion der Anforderung in der Schule und zu Hause wird Timos aggressives Handeln durch seine Mutter und die Lehrkraft indirekt verstärkt.

Als protektive Faktoren und Ressourcen von Timo sind auf der körperlichen Ebene seine gute körperliche Gesundheit zu nennen, sowie auf der psychischen Ebene seine gute Intelligenz, sein Interesse an Arbeit am PC und auf der Handlungsebene seine Stärken im handwerklichen Bereich. Er hat gute Beziehungen zur weiteren Verwandtschaft und Nachbarschaft und sowohl seine Eltern als auch seine Lehrerin sind bereit, sich in der Therapie einzubringen.

3.2 Verhaltensanalyse des problematischen Verhaltens von Timo am Beispiel der Verweigerung von einer Übungsaufgabe (Mikroanalyse)

S

Forderung der Mutter an Timo, Rechtschreibung zu üben.

O

Emotionen: erhöhte Impulsivität,

Kognitionen: allgemeine Verweigerungshaltung, abwertende Gedanken gegenüber der Mutter und gegenüber sich selbst, Misserfolgserwartung.
Verhaltensrepertoire: oppositionelle, aggressive Verhaltensweisen.

R

Emotionen: Ärger, Wut,

Kognitionen: „die soll mich in Ruhe lassen", „die kommt nur, wenn sie was will", „ich mache es ihr eh nicht gut genug",

Verhaltensebene: Aufforderung wird nicht beachtet/Verweigerung/Wutanfall.

C (*kurzfristige* Konsequenzen)

Timos Mutter vermeidet weitere Eskalation und gibt nach. Die Verweigerung von Timo wird damit negativ verstärkt.

/C (*langfristige* Konsequenzen)

Timos Vater wird wütend und setzt strenge Verbote. Damit kommt es zu einer weiteren Eskalation der Verweigerung und Wut von Timo.

Die problematischen Verhaltensweisen von Timo, seinem Vater und seiner Mutter werden verfestigt. Die Schulleistungen von Timo bleiben schlecht.

4 Multiaxiale Diagnose
(MAS für ICD-10, vgl. Steinhausen 2006)

Achse 1: F91 Störung des Sozialverhaltens
F91.2 Störung des Sozialverhaltens bei vorhandenen sozialen Bindungen

Achse 2: Umschriebene Entwicklungsstörung: Lese-Rechtschreib-Störung (F81.0)

Achse 3: Das Intelligenzniveau liegt am oberen Rand der statistischen Norm.

Achse 4: Es liegt keine körperliche Symptomatik vor.

Achse 5: Abnorme intrafamiliäre Beziehungen: Mangel an Wärme in der Eltern-Kind-Beziehung (betrifft hier die Beziehung zwischen Timo und seinem Vater).

Inadäquate oder verzerrte intrafamiliäre Kommunikation. Abnorme Erziehungsbedingungen: unzureichende elterliche Aufsicht und Steuerung sowie Erziehung, die eine unzureichende Erfahrung vermittelt (betrifft hier die Misshandlungen durch den Vater).
Akute belastende Lebensereignisse: Ereignisse, die zur Herabsetzung der Selbstachtung führen.

Chronische zwischenmenschliche Belastungen im Zusammenhang mit Schule und Arbeit: Streitbeziehung mit Schülern sowie negative Auseinandersetzungen mit Lehrern.

<u>Achse 6</u>: Deutliche und übergreifende (durchgängige) soziale Beeinträchtigung in den meisten Bereichen.

5 Therapieziele

Therapieziele in Bezug auf Timo:

– Herstellen eines Problembewusstseins und Aufbau von Therapiemotivation,
– Verbesserung von Selbstwahrnehmung/-reflexion,
– Förderung eines positiven realistischen Selbstbildes.
– Verbesserung sozialer Kompetenz:

  • Förderung der sozialen Wahrnehmung, das heißt Einfühlungsvermögen in Personen und Situationen
  • Einübung von kooperativem Verhalten und angemessener Selbstbehauptung
  • Erlernen, Beschwerden und Wünsche angemessen vorzubringen
  • Förderung sozialer Kontakte zu Gleichaltrigen.

– Reduktion aggressiven Verhaltens und Erlernen von Frustrationstoleranz,
– Bewältigung von täglichen Anforderungen (z.B. spezielle Haus- und Übungsaufgaben, Zimmer aufräumen),
– Unterstützung bzgl. der Lese-Rechtschreibstörung.

Therapieziele in Bezug auf die Eltern von Timo:

– Förderung der Erziehungskompetenzen mit verstärkter Einbindung des Vaters,

– Förderung einer positiven Beziehung von Timo zu Mutter und zu Vater (d.h. mehr positive Zuwendung durch Vater und Mutter, keine überzogene Strenge des Vaters, keine Misshandlungen durch den Vater),
– Förderung eines unterstützenden Familienklimas,
– Psychoedukation: Kenntnisse über Merkmale und Bedingungen von Lese-Rechtschreibstörung und Störungen des Sozialverhaltens.

Therapieziele in Bezug auf die Schule von Timo:

– die Lehrkräfte haben die Aufgabe, Timo bei positivem sozialen Verhalten zu unterstützen und zu verstärken sowie ihn in Bezug auf seine Schulleistungen zu fördern und ihm Grenzen bei aggressivem Verhalten zu setzen,
– Abklärung der weiteren Schullaufbahn von Timo beziehungsweise Auswahl des Gymnasiums.

6 Prognose

Die Prognose für Lese-Rechtschreib-Störung ist in der Regel wenig günstig (vgl. Little, Akin-Little & Richards 2006 sowie Steinhausen 2006). Auch für die Störungen des Sozialverhaltens gilt für mindestens ein Drittel der Betroffenen eine eher ungünstige Prognose. In Studien haben sich Störungen des Sozialverhaltens als relativ stabile Beeinträchtigungen erwiesen (Petermann 2006, Wewetzer & Warnke 2008). Ohne umfassende Intervention ist im konkreten Fall zu erwarten, dass sich die Probleme von Timo auf psychischer und sozialer Ebene weiter verstärken und festigen und dass aufgrund der schlechten schulischen Leistungen von Timo eine Umschulung auf eine Förderschule erfolgen wird, die dem Intelligenzniveau von Timo nicht entsprechen wird. Aufgrund der eher unauffälligen Entwicklung von Timo bis zum Schuleintritt und der guten Kooperationsbereitschaft ist bei einem multimodal angelegten Behandlungsplan unter Einbeziehung der Familie und der Schule in diesem Fall eine günstige Behandlungsprognose in Bezug auf Timos soziales Verhalten und seine emotionalen Entwicklungen zu erwarten. Ein regelmäßiges Follow-up, insbesondere eine Begleitung nach Übertritt ins Gymnasium werden dringend empfohlen.

7 Behandlungsplan

Behandlungsplanung in Bezug auf Timo:

(a) Einzeltherapie (kognitiv-behavioral)

- Therapievertrag
- Erarbeitung eines Health-Belief-Modells, in dem die Selbsteffizienz und Handlungsmöglichkeiten von Timo herausgehoben werden.
- Selbstbeobachtung (z.B. mittels Detektivbogen, vgl. Petermann & Petermann 2005) und Selbstinstruktionsverfahren zur besseren Impulskontrolle (z.B. Selbstinstruktionskarten), selbst- und fremdabwertende Selbstinstruktionen durch sich selbst und andere unterstützende Selbstinstruktionen ersetzen.
- Emotionsregulation: Umlenken der Aggressionen („sqzeezy" zerknäulen, zerreißen, an die Wand werfen von Zeitungspapier).
- Rollenspiele anhand von Video- und Fotomaterialien von Konfliktsituationen zur Differenzierung von Selbst- und Fremdwahrnehmung und zum Erwerb neuer sozialer Verhaltensweisen.
- Verhaltensunterberechung und „Time-out" von zehn Minuten bei aggressivem Verhalten.
- Rückfallprophylaxe: das heißt schwierige Situationen rechtzeitig erkennen, Rückfallkoffer mit „Tricks" für ein Wiederauftreten aggressiver Impulse (z.B. raus rennen und laut schreien, mit festem „Grimmi"-Kissen gegen die Wand schlagen).
- Rechtschreibtraining mit Elementen aus Reuther-Liehr (1992) und Schulte-Körne (2004).

(b) Gruppentherapie: Teilnahme an einer Trainingsgruppe zur Förderung des Sozialverhaltens mit Elementen aus dem Training nach Petermann & Petermann (2005).

(c) Aufbau einer therapieexternen Peergroup: vorbereitete Einladung von Spielkameraden, Anmeldung im Sportverein gegen Ende der ambulanten Therapie.

Behandlungsplanung in Bezug auf die Eltern von Timo:

- Psychoedukation bezüglich der Merkmale und Interventionsmethoden bei Lese-Rechtschreibstörung und Störungen des Sozialverhaltens.

- Erarbeitung eines Health-Belief-Modells zur Einsichtsvermittlung in die spezifischen multidimensionalen Bedingungen von Timos Verhalten. Dabei werden insbesondere die Handlungsmöglichkeiten der Eltern fokussiert.
- Eine Übereinstimmung zwischen den Eltern in Erziehungsfragen und eine gemeinsame Erziehungshaltung erarbeiten (z.B. welche Konsequenzen folgen auf welches Verhalten, Familienregeln, Möglichkeiten erarbeiten zum angemessenen Setzen von Grenzen).
- Umorganisation des Alltags, um alltägliche Konfliktsituationen von Timo zu entschärfen (z.B. Anmeldung zum Schulessen im Rahmen der Kernzeitbetreuung, Organisation des Schulheimwegs von Timo mit einem Jungen aus der Nachbarschaft, verlängerte Kindergartenzeiten für die Geschwister).
- Paargespräche zum Abbau aktueller Belastungen innerhalb der Paarbeziehung, zur Planung von gemeinsamen Paaraktivitäten und Entspannungsmöglichkeiten sowie zur Zukunftsplanung der Eltern.
- Positive gemeinsame Familienerlebnisse im Alltag planen (z.B. eine gemeinsame Freizeitaktivität für das Wochenende, Spielzeiten).
- Positive Kind-Elternerlebnisse planen (Zeit und Aktionen planen, die Timo ausschließlich mit Vater oder Mutter verbringt).
- Erarbeitung und Umsetzung von Möglichkeiten der Entlastung der Mutter im Haushaltsalltag (zeitweise Kinderbetreuung, Putzhilfe) und des Vaters in Bezug auf seinen Berufsalltag.
- Vermittlung von Hilfsangeboten der psychosozialen Versorgung: zum Beispiel professionelle Hausaufgabenbetreuung für Timo als Angebot der Schule, regionales Elterntraining (z.B. Triple P, vgl. Sanders, Turner & Markie-Padds 2003).

Behandlungsplanung in Bezug auf die Schule (Schule für Kranke und Stammschule) von Timo:

- Psychoedukation des Lehrkräftekollegiums an der Stammschule bezüglich Lese-Rechtschreibstörung und Störungen des Sozialverhaltens und der relevanten, bei Timo spezifischen multidimensionalen Bedingungen.
- Tokenprogramm für den Schulalltag der Stammschule zum Aufbau prosozialen Verhaltens von Timo in Kooperation mit seiner Klassenlehrerin.
- regelmäßige Gespräche (auch telefonisch) mit der Klassenlehrerin von Timo während des Therapieverlaufs.

- Gespräche mit dem Schulleiter der Grundschule hinsichtlich der Prognose von Timo.
- Gespräche mit der Schulleiterin des anschließenden Gymnasiums und dem neuen Klassenlehrer von Timo.

8 Therapieverlauf

In den ersten zwei Wochen der Behandlung fällt es Timo eher schwer, sich auf klare Vereinbarungen einzulassen. Das Einfügen in die klar geregelte Tagesstruktur bereitet Timo zunächst große Schwierigkeiten. Es kommt zu aggressiven Ausbrüchen und er versucht den zuständigen Bezugstherapeuten zu provozieren. Durch konsequentes und transparentes Erziehungsverhalten mit klaren Grenzen und wiederholte Verhaltensabsprachen kann die Integration von Timo in den Schulalltag langsam verbessert werden. Die Teilnahme an den pädagogischen Interventionen in kleinen Gruppen, insbesondere die Hausaufgabengruppe, sowie an weiteren Gruppen- und Freizeitaktivitäten, schafft eine gute Ausgangsbasis für die weitere therapeutische Arbeit. Durch die Übertragung von Verantwortlichkeiten und Kompetenzen (z.B. alle zur Teestunde rufen, Gartenschlüssel verwalten) erlebt Timo Anerkennung durch die BetreuerInnen und auch die MitklientInnen. Im Rahmen der Einzeltherapie fühlt er sich zunehmend angenommen und in seinen Problemen unterstützt. Er lernt Grundstrategien zur Entspannung und zum Umgang mit aggressiven Impulsen beziehungsweise Ärger und Wut. Im Rahmen der Beschulung in kleinen Gruppen hat Timo die Möglichkeit, positive Leistungserfahrungen zu machen. An dem Rechtschreibtraining, bei dem insbesondere auch der PC mit einbezogen wurde, findet er Interesse.

Beim Gruppentraining zur Förderung des Sozialverhaltens kann Timo sich recht gut in die Gruppe mit drei weiteren Teilnehmern in seinem Alter einbringen. Er übernimmt zuverlässig die regelmäßigen Beobachtungs- und Übungsaufgaben, insbesondere zur Selbstreflexion und Selbstkontrolle. Er empfindet hier den Kontakt zu Kindern mit ähnlichen Problemen als sehr hilfreich.

Der Besuch der Stammschule wird mit Gesprächen und Schulbesuchen vorbereitet.

Die Eltern entscheiden sich für die Teilnahme an einem Triple-P-Programm an einer Erziehungsberatungsstelle (10 × 3 Unterrichts-Einheiten). Sie tauschen sich dort mit anderen Eltern aus, lernen ihr eigenes Erziehungsverhalten zu reflektieren, neue Verhaltensweisen auszuprobieren, Anforderungen an Timo klarer zu formulieren und angekündigte Konsequenzen einzuhalten. Insgesamt sind zu diesem Zeitpunkt schon deutliche positive Veränderungen bei Timo festzustellen. Auch die unterstützenden Maßnahmen für die Mutter, die Förderung des Familienklimas und die Einbeziehung des Vaters zeigen ihre Wirkung. Vor diesem Hintergrund kann die weitere schulische Laufbahn Timos entschieden werden und es wird eine Gymnasialempfehlung ausgesprochen. Nach dem Übertritt in das Gymnasium wird Timo noch bis zu den Herbstferien durch eine ambulante Einzeltherapie begleitet.

Zusammenfassend ist festzustellen, dass Timos Sozialverhalten sich im Rahmen der sehr umfassenden therapeutischen und pädagogischen Interventionen insgesamt deutlich verbessert. Es wird bei ihm deutlich weniger aggressives und impulsives Verhalten beobachtet. Zu Beschwerden der Eltern seiner MitschülerInnen kommt es nicht mehr, ebenso tritt das stark impulsive und dominante Verhalten bei Timo im Umgang mit gleichaltrigen Kindern nur noch selten auf. Im naturwissenschaftlich orientierten Gymnasium kann Timo sich gut integrieren und seine Fähigkeiten besser zeigen. Seine schulischen Leistungen liegen dort zwar immer noch unter seiner Leistungsfähigkeit, es gelingt ihm aber, seinen Notendurchschnitt zu halten. Über den Sport-Verein gelingt es ihm stabilere Kontakte aufzubauen. Der Umgang mit den Geschwistern ist jedoch weiter durch rivalisierendes Verhalten gekennzeichnet. Das Erziehungsverhalten der Eltern ist regelorientierter und konsequenter. Die Einbindung des Vaters in die weitere Unterstützung von Timo ist allerdings aus beruflichen Gründen begrenzt. Die Eltern schildern im Follow-up die Familiensituation insgesamt als entlasteter.

9 Literatur zum Praxisbeispiel „Timo"

Bellak, J. & Bellak, S. S. (dt. Bearb. durch W. Moog 1995). CAT. Kinder-Apperzeptions-Test. Göttingen: Hogrefe.

Brem-Gräser, L. (2003). Familie in Tieren. Göttingen: Hogrefe.

Brickenkamp, R.: d2. Aufmerksamkeits-Belastungs-Test. (9., überarb. u. neu normierte Aufl.). Göttingen: Hogrefe.

Döpfner, M. & Lehmkuhl, G. (2000). DISYPS-KJ. Diagnostik-System für psychische Störungen des Kindes- und Jugendalters nach ICD-10/DSM-IV 2. (Skala: Störung des Sozialverhaltens). (2. korrigierte u. ergänzte Aufl.). Göttingen: Hogrefe.

Döpfner, M. & Plück, J. (2005a). CBCL/4–18: Elternfragebogen über das Verhalten von Kindern und Jugendlichen. In: Strauß, B. & Schumacher, L. (Hrsg.). Klinische Interviews und Ratingskalen. Göttingen: Hogrefe. S. 69–74.

Döpfner, M. & Plück, J. (2005b). TRF: Lehrerfragebogen über das Verhalten von Kindern und Jugendlichen. In: Strauß, B. & Schumacher, L. (Hrsg.). Klinische Interviews und Ratingskalen. Göttingen: Hogrefe. S. 464–467.

Eyberg, S. M., O'Brien, K. A. & Chase, R. M. Oppositional Defiant Disorder and Parent Training. In: Fisher, J. E. & O'Donnohue, W.–T. (Hrsg. 2006). Evidence-Based Psychotherapie. New York: Springer. S. 461–468.

Little, S. G., Akin-Little, A. & Richards, T. Learning Disorders. In: Fisher, J. E. & O'Donnohue, W. T. (Hrsg. 2006). Evidence-Based Psychotherapie. New York: Springer. S. 368–376.

Müller, R. (2003). DRT 3. Diagnostischer Rechtschreibtest für 3. Klassen. Göttingen: Hogrefe.

Petermann, F. & Petermann, U. (2000). Erfassungsbogen für aggressives Verhalten in konkreten Situationen (EAS). (4., neu normierte Version). Göttingen: Hogrefe.

Petermann, F. & Petermann, U. (2005). Training mit aggressiven Kindern. (11. vollst. überarb. Aufl.). Weinheim: Psychologie Verlags Union.

Petermann, F. (2006). Störung des Sozialverhaltens. In: Mattejat, F. (Hrsg.). Verhaltenstherapie mit Kindern, Jugendlichen und ihren Familien. München: CIP-Medien. S. 507–515.

Wewetzer, C. & Warnke, A. (2008). Störungen des Sozialverhaltens. In: Möller, H.-J., Laux, G. & Kapfhammer, H.-P. (2008) (Hrsg.). Psychiatrie und Psychotherapie. Springer (Bd. 2). Heidelberg. S. 1173–1179.

Reuther-Liehr, C. (1992). Lautgetreue Rechtschreibförderung. Bochum: Winkler.

Schulte-Körne, G. & Mathwig, F. (2004). Das Marburger Rechtschreibtraining. Bochum: Winkler.

Sanders, M. R., Turner, K. M. & Markie-Dadds, C. (2003). Das Triple-P-Elternarbeitsbuch. Münster: Pag – Institut für Psychologie.

Steinhausen, H.-C. (2006). Psychische Störungen bei Kindern und Jugendlichen. Lehrbuch der Kinder- und Jugendpsychiatrie und -psychotherapie. (6. Aufl.). München/Jena: Urban & Fischer.

Tewes, U., Rossmann, P. & Schallberger, U. (HG. 2000). Hamburg-Wechsler-Intelligenz-Test für Kinder III (HAWIK III). Göttingen: Hogrefe.

Von Staabs, G. (1992). Scenotest (Testband und Testmaterialien). Göttingen: Hogrefe.

Übungsaufgaben zum Praxisbeispiel „Timo"

Aufgabe 1:

Diskutieren Sie in Kleingruppen das multidimensionale Bedingungsmodell (3.1) und entwickeln Sie eine weitere horizontale Verhaltensanalyse (3.2) für eine schulische Situation, in der Timo aggressiv auf Mitschüler reagiert.

Aufgabe 2:

Welche Therapieziele lassen sich aus dem multidimensionalen Bedingungsmodell und der horizontalen Verhaltensanalyse ableiten? Welche möglichen Unterschiede sind bei der Zielformulierung im Hinblick auf den Klienten, die Familie, die Schule, die Therapeutin zu berücksichtigen?

Hinweis für die Seminargestaltung: für diese Übung ist es sinnvoll, die Punkte 5 (Therapieziele), 7 (Behandlungsplan) und 8 (Therapieverlauf) zunächst aus der Fallkonzeption herauszunehmen.

Aufgabe 3:

Entwickeln Sie einen multimodalen, multisystemischen Behandlungsplan ansetzend an dem Klienten, der Familie und der Schule. Konkretisieren sie einzelne Techniken.

Hinweis für die Seminargestaltung: für diese Übung ist es sinnvoll, die Punkte 5 (Therapieziele), 7 (Behandlungsplan) und 8 (Therapieverlauf) zunächst aus der Fallkonzeption herauszunehmen.

Aufgabe 4:

Erarbeiten Sie im Rollenspiel den Zusammenhang von automatischen Gedanken, Grundeinstellungen, Gefühlen und Verhalten des Klienten Timo.

Aufgabe 5:

Erarbeiten Sie im Rollenspiel je eine Übung mit dem Klienten zur Selbstinstruktion in Bezug auf schulische Anforderungen und zur Selbstkontrolle aggressiven Handelns. Rollen: Timo, TherapeutIn, zwei BeobachterInnen und ein/-e ProtokollantIn. Instruktion für die BeobachterInnen: Bitte achten Sie bei der Beobachtung der Rollenspiele sowohl auf inhaltliche Aspekte als auch auf interaktionelle Aspekte.

Adrian (11 Jahre):

Störung mit sozialer Ängstlichkeit im Kindesalter

0 Vorinformation

0.1 Soziodemographische Angaben zur Person des Klienten Adrian

<u>Alter</u>: elf Jahre,

<u>Geschlecht</u>: männlich,

<u>Schulbildung</u>: fünfte Gymnasialklasse.

<u>Sozioökonomische Situation der Eltern</u>: Der Vater arbeitet als Angestellter, die Mutter als Hausfrau.

<u>Geschwister</u>: eine Schwester (acht Jahre).

0.2 Angaben zum therapeutischen Rahmen

Adrian wird auf Anraten seiner Lehrerin wegen sozialer Unsicherheit einer Kinder- und Jugendpsychotherapeutin vorgestellt und anschließend ambulant behandelt. Die Therapie umfasst einstündige Einzel- und eineinhalbstündige Gruppeninterventionen sowie eine Elternberatung (11/2 Stunden) und umfasst insgesamt einen Zeitraum von sechs Monaten. Vier Wochen nach Abschluss der Behandlung findet ein Follow-up statt.

0.3 Therapeutisch relevante Zusatzinformationen

Die fachärztliche Abklärung durch einen Psychiater und ergibt keine auffälligen körperlichen und neurologischen Befunde. Außer den Kinderkrankheiten gab es nach Angaben der Mutter auch keine bedeutsamen Vorerkrankungen. Frühere Behandlungen seien nicht erfolgt. Adrian nimmt keine Medikamente.

Der aktuelle psychopathologische Befund wird durch die behandelnde Psychotherapeutin erhoben. Adrian zeigt sich dabei bewusstseinsklar, voll orientiert und mit guter Aufmerksamkeit und Konzentrationsfähigkeit. Sein Gedächtnis ist nicht beeinträchtigt. Es lassen sich keine Störungen des formalen und inhaltlichen Denkens und auch keine Auffälligkeiten seiner Affektivität feststellen. Suizidalität besteht nicht. Antrieb und Psychomotorik sind unauffällig. Die Intelligenz ist leicht beeinträchtigt. Es gibt keine Hinweise auf Störungen der circadianen Rhythmik und des Schlafs.

0.4 Formale Diagnose (nach ICD-10-GM)

F93.2 Störung mit sozialer Ängstlichkeit im Kindesalter

0.5 Differenzialdiagnostische Abklärung

F32 depressive Episode

1 Zusammengefasste Exploration

1.1 Beschreibung der aktuellen Symptomatik

Aus der Perspektive von Adrian: Adrian berichtet leise, dass seine Ängste vor anderen Kindern im Gymnasium zugenommen hätten. Er habe dort noch keine FreundInnen. In der Grundschule habe er sich wohler gefühlt.

Aus der Sicht der Mutter des Klienten: Die Mutter berichtet, Adrian sei bereits im Kindergarten sehr schüchtern gewesen. In der Schule sei er, weil er etwas kleiner und körperlich nicht so stark sei, häufig gehänselt worden. Er weine sehr leicht. Auch sei er, bis auf einen Freund, sozial eher isoliert. Seit dem Übergang auf das Gymnasium sei Adrians soziale Unsicherheit noch ausgeprägter geworden. Die Lehrerin sei deshalb auf die Mutter zugekommen und habe darauf hingewiesen, dass Adrian in der Schule oft undeutlich mit ganz leiser Stimme spräche und sich kaum melde. Zu Hause träte die beschriebene Symptomatik nicht auf.

1.2 Lebensbedingungen des KIienten

Adrian lebt in einer gut situierten Familie.

1.3 Angaben über die Verhaltensbeobachtung durch die Therapeutin

Adrian ist eher „zart" und zurückhaltend, nimmt aber guten Kontakt zur Therapeutin auf. Seine Sprache ist etwas leise, aber ansonsten unauffällig. Die Mutter wirkt sozial etwas unsicher und besorgt.

2 Befunde aus psychodiagnostischen Verfahren und Verhaltensbeobachtungen

In der Psychodiagnostik durch den reaktionsoffenen Szeno-Test (von Staabs 1992) zeigt sich eine emotionale Belastung im Hinblick auf den Übertritt auf das Gymnasium und die fehlende soziale Integration in die Peergroup.

Die Diagnostik des kognitiven Bereichs mittels CFT20 (Weiß 1998) ist unauffällig. Auch die Stärke und die Häufigkeit depressiver Symptome, die mittels des DIKJ (Stiensmeier-Pelster, Schürmann, Duda 2000) gemessen wird, liegen innerhalb der Altersnorm.

Zur Diagnostik der sozialen Ängstlichkeit von Adrian werden folgende Methoden eingesetzt:

– Beobachtungsbogen für sozial unsicheres Verhalten nach Petermann & Petermann (2006),
– Angstfragebogen für Schüler (AFS) von Wieczerkowski, Nickel, Janowski, Fittkau & Rauer (1981),
– Elternexplorationsbogen nach Petermann & Petermann (2006),
– Selbstbeobachtungsbogen nach Petermann & Petermann (2006).

Die Instrumente zeigten eine deutliche Ängstlichkeit von Adrian im Umgang mit Gleichaltrigen und Lehrkräften.

3 Verhaltens- und Bedingungsanalyse

3.1 Multidimensionale Bedingungsanalyse des sozial unsicheren Verhaltens von Adrian (Makroanalyse)

Prädisponierend auf psychischer Ebene ist möglicherweise eine erhöhte Ängstlichkeit gegenüber Personen, die Adrian nicht sehr vertraut sind. Diese soziale Ängstlichkeit könnte Adrian im Rahmen eines Modelllernens von seiner Mutter und eventuell auch von seinem Vater übernommen haben.

Als auslösende Bedingungen auf sozialer und psychischer Ebene sind der Schulwechsel zu nennen sowie auch eine Abwertung, die Adrian wegen seiner kleinen Körpergröße in seiner neuen Schulklasse erfährt.

Aufrechterhaltend auf psychischer Ebene ist die Vermeidung Angst auslösender Situationen. Dadurch werden die Möglichkeiten für Adrian, positive soziale Erfahrungen zu machen und sozial kompetentes Verhalten zu erlernen, stark eingeschränkt.

Als Ressourcen von Adrian sind seine Fähigkeit, einmal begonnene Aufgaben auch fertig zu stellen, zu nennen, seine hohe Motivation, an seiner sozialen Situation etwas zu verändern und sein Interesse am Lesen.

3.2 Verhaltensanalyse des sozialängstlichen Verhaltens von Adrian am Beispiel einer sozialen Spielsituation (Mikroanalyse)

S

Adrian sieht seine Klassenkameraden spielen und möchte gerne mitspielen.

O

Emotionen: hohe soziale Ängstlichkeit
Handlungsrepertoire: geringe soziale Kompetenz

R

Psychische Ebene:

Emotionen: Angst vor Ablehnung durch die anderen Kinder

Kognitionen: „Die anderen wollen sowieso nicht mit mir spielen."

Körperliche Ebene: Schwitzen, Rotwerden

Verhaltensebene: Vermeidungsverhalten: Adrian spricht die anderen Kinder nicht an, zieht sich zurück und läuft dann nach Hause.

C (*kurzfristige* Konsequenzen)

Adrian ist erleichtert und erhält Trost und Sicherheit zu Hause bei seinen Eltern. Seine Mutter ruft die Eltern von Klassenkameraden von Adrian an und lädt die Kinder zum Spielen nach Hause zu Adrian ein.

/C (*langfristige* Konsequenzen)

Durch das Verhalten seiner Eltern wird Adrians passives, sozial unsicheres Verhalten gefördert. Adrian lernt damit nicht, soziale Interaktionen zu Gleichaltrigen von sich aus aufzunehmen und zu pflegen.

4 Multiaxiale Diagnose
(MAS für ICD-10, vgl. Steinhausen 2006)

Achse 1: F93.2 Störung mit sozialer Ängstlichkeit im Kindesalter

Achse 2: Eine Entwicklungsstörung liegt nach den vorliegenden Daten nicht vor.

Achse 3: Das Intelligenzniveau ist normal.

Achse 4: Es liegt keine körperliche Symptomatik vor.

Achse 5: Inadäquate oder verzerrte intrafamiliäre Kommunikation. Abnorme Erziehungsbedingungen: Elterliche Überfürsorge und Erziehung, die eine unzureichende Erfahrung vermittelt.
Belastende Lebensereignisse/Situation infolge von Verhaltensstörungen des Kindes: abhängige Ereignisse, die zur Herabsetzung der Selbstachtung führen.

Achse 6: Leichte soziale Beeinträchtigung.

5 Therapieziele

Therapieziele in Bezug auf Adrian:

Adrian soll sozialsicheres Verhalten kennen lernen, einüben sowie auf den Alltag übertragen (z.B. deutlich und laut sprechen, Blickkontakt aufnehmen, sich in der Schule melden, sich mit jemanden verabreden, sozialkompetente Reaktionen bei Hänseleien, positive Gefühle zeigen, Ansprüche erkennen und durchsetzen, Kontakt aufnehmen, Kritik annehmen, angemessene Selbstbehauptung, Meinungen und Kritik äußern).

Therapieziele in Bezug auf die Eltern von Adrian:

Die Eltern sollen lernen, Adrian beim Erlernen altersangemessenen sozial kompetenten Verhaltens zu unterstützen.

6 Prognose

Kognitiv-behaviorale Therapieprogramme haben sich als effektive Behandlungsmöglichkeiten bei sozialer Ängstlichkeit erwiesen (Harb & Heimberg 2006). Aufgrund der guten Kooperationsbereitschaft von Adrian und seiner Mutter und besonders der hohen Motivation von Adrian, seine sozialen Fähigkeiten zu verbessern und damit auch selbstständiger zu werden, wird die Prognose für Adrian, seine sozialen Ängste verringern zu können, als sehr gut eingeschätzt. Weiterhin ist als prognostisch günstig zu werten, dass Adrian über gute kognitive Fähigkeiten verfügt und dass zusätzliche Störungen und Belastungen nicht festzustellen sind. Ohne gezielte Behandlung sind allerdings wahrscheinlich den Möglichkeiten der Mutter und des Vaters von Adrian, ihre eigenen sozialen Ängste zu überwinden, Grenzen gesetzt, was wiederum bedeutet, dass sie selbst auch für Adrian nur eingeschränkt als Modelle sozial kompetenten Handelns zur Verfügung stehen können. Trotzdem stellen die Eltern für Adrian durch ihre Fähigkeiten, ein unterstützendes und warmes Familienklima zu schaffen, eine gute Basis für Adrians Selbstwert und sein Bedürfnis, etwas für sich zu tun, dar.

7 Behandlungsplan

Behandlungsplanung in Bezug auf Adrian:

Einzelsitzungen (ca. vier Wochen) mit zum Teil überlappenden Gruppensitzungen (18 Wochen) für Adrian. Dabei kommen insbesondere Elemente des Trainings für sozial unsichere Kinder (Petermann & Petermann 2006) zum Einsatz, wie zum Beispiel Information über sozial kompetentes Verhalten und Einüben sozialer Verhaltensweisen, Selbstbeobachtung, Selbstbewertung und Selbst- und Fremdverstärkung. Des Weiteren werden Möglichkeiten des Transfers des gelernten sozialen Verhaltens in den Alltag eingeübt.

Behandlungsplanung in Bezug auf die Eltern von Adrian:

Gespräche mit den Eltern von Adrian, in denen ihnen ein Modell für das sozial unsichere Handeln von Adrian vermittelt wird und Möglichkeiten der Unterstützung von Adrian beim Erlernen sozial kompetenten Handelns erarbeitet werden.

8 Therapieverlauf

Adrian beteiligt sich sehr engagiert an der Behandlung und stellt bei sich selbst fest, dass ihm soziale Kontakte zunehmend gelingen und er mit einigen dieser Kontakte auch sehr zufrieden ist. Nach Auskunft der Lehrerin tritt Adrian im Verlauf der Behandlung in seinem schulischen Umfeld deutlich sozial sicherer auf und meldet sich auch häufiger zu Wort. Mit Hänseleien hingegen könne er noch nicht so gut umgehen. Nach Angaben der Mutter kommen auch etwas häufiger andere Kinder zu Besuch, ohne dass sie selbst diese angerufen habe.

9 Literatur zum Praxisbeispiel „Adrian"

Brack, U. (Hg. 1993). Frühdiagnostik und Frühtherapie. Psychologische Behandlung von entwicklungs und verhaltensgestörten Kindern. Weinheim: Beltz PVU.

Harb, G. C. & Heimberg, R. G. (2006). Social Anxiety Disorders. In: Fisher, J. E. & O'Donohue, W. T. (Hrsg.). Evidence-Based Psychotherapy. New York: Springer, S. 668–677.

Petermann, F., Kusch, M. & Niebank, K. (1998). Entwicklungspsychopathologie. Weinheim: Beltz PVU.

Petermann, U. & Petermann, F. (2006). Training mit sozial unsicheren Kindern. Einzeltraining, Kindergruppen, Elternberatung. 9 Aufl. Weinheim: Beltz, Psychologie Verlags Union.

Schneider, S. & Blatter, J. (2006). Angststörungen. In: Mattejat, F. (Hrsg.). Verhaltenstherapie mit Kindern, Jugendlichen und ihren Familien. München: CIP-Medien. S. 531–538.

Steinhausen, H.-Ch. & Aster, v. A. (Hg. 1993). Handbuch Verhaltenstherapie und Verhaltensmedizin bei Kindern. Weinheim: Beltz.

Steinhausen, H.-C. (2006). Psychische Störungen bei Kindern und Jugendlichen (6. neu bearb. Aufl.). München & Jena: Urban & Fischer.

Stiensmeier-Pelster, J, Schürmann, M. & Duda, K. (2000). DIKJ. Depressionsinventar für Kinder und Jugendliche. (2. überarb. und neu normierte Aufl.). Göttingen: Hogrefe.

Von Staabs, G. (1992). Scenotest (Testband und Testmaterialien). Göttingen: Hogrefe.

Weiß, R. H. (1998). CFT 20 Grundintelligenztest Scala 2 mit Wortschatztest (WS) und Zahlenfolgetest (ZF). (4. überarb. Aufl.). Göttingen: Hogrefe.

Wieczerkowski, W., Nickel, H., Janowski, A., Fittkau, B., Rauer, W. (1981). Angstfragebogen für Schüler (AFS). Göttingen: Hogrefe, Verlag für Psychologie.

Übungsaufgaben zum Praxisbeispiel „Adrian"

Aufgabe 1:

Recherchieren Sie die im Programm von Petermann & Petermann (2006) durchgeführten Übungen und entwickeln Sie für Adrian Interventionen zur Selbstbeobachtung, zur Verstärkung und zur Selbstverbalisation. Diskutieren Sie in Kleingruppen, welches eigene Sozialverhalten Adrian an sich selbst beobachten und protokollieren könnte, welche Verstärker für ihn attraktiv sein könnten und welche Selbstverbalisationen sein Selbstwertgefühl fördern können.

Aufgabe 2 (mit Lösungsvorschlag):

Entwickeln Sie in der Kleingruppe spielerische Möglichkeiten, wie Sie als TherapeutIn sozial unsicheren Kindern ein Gespräch über ihre Ängste erleichtern können. Stellen Sie im Plenum diese Möglichkeiten in einem Rollenspiel mit den Rollen der Therapeutin/ des Therapeuten und einer jungen Klientin/ einem jungen Klienten dar und diskutieren Sie die Anwendungsmöglichkeiten der entwickelten Methoden.

Aufgabe 3:

Führen Sie ein Rollenspiel mit einem Gespräch zwischen den Eltern von Adrian und der Therapeutin durch, in dem die Eltern über die Bedingungen von Adrians sozialen Ängsten aufgeklärt werden. Führen Sie ein anschließendes Rollenspiel durch, in dem mit den Eltern Möglichkeiten erarbeitet werden können, wie sie Adrian bei der Bewältigung seiner sozialen Ängste unterstützen können.

Bitte achten Sie bei der Auswertung des Rollenspiels speziell auf interaktionelle sowie auf inhaltliche Aspekte (z.B. wie kann den Eltern der Zusammenhang zwischen ihrem eigenen Handeln und Adrians sozialen Ängsten nahe gebracht werden).

Rollen: Mutter, Vater, TherapeutIn, zwei BeobachterInnen und ein/-e ProtokollantIn.

Aufgabe 4:

Erarbeiten Sie in Kleingruppen Möglichkeiten, wie Kinder in der Schule vor Hänseleien aufgrund körperlicher Merkmale (Körpergröße, Körpergewicht, Aussehen etc.) geschützt werden können und tragen Sie diese Möglichkeiten im Plenum zusammen. Entwickeln Sie auf der Basis Ihrer Arbeitsergebnisse eine 2stündige Unterrichtseinheit für die Klasse für Adrian, mit dem Ziel, eine Auseinandersetzung in der Klasse um Ausgrenzungen, Hänseleien und deren Folgen anzuregen und ein unterstützendes Klassenklima zu fördern. Überlegen Sie sich einen Titel für die Unterrichtseinheit, der Kinder motiviert, sich an einer solchen Unterrichtseinheit engagiert zu beteiligen.

Aufgabe 5 (mit Lösungsvorschlag):

Welche Möglichkeiten haben Lehrkräfte, sozial unsichere Kinder in der Schule zu unterstützen?

Lösungsvorschläge zu den Übungsaufgaben zum Praxisbeispiel „Adrian"

Lösungsvorschlag zu Aufgabe 2:

Eine Möglichkeit, mit Kindern über Ängste zu sprechen, stellt ein Spiel dar, in dem mit Kindern anhand positiv besetzter Phantasiefiguren diskutiert wird, wovor diese Angst haben könnten und wie diese damit umgehen können („Wovor hat Pippi Langstrumpf Angst?" „Wovor habe ich Angst?" „Was macht Mickey Maus, wenn er Angst hat?" „Was kann ich machen?" ...) (vgl. das Superman-Spiel in Petermann & Petermann 2006).

Lösungsvorschläge zu Aufgabe 5:

Die Lehrkraft sollte den Blick für sozial unsichere Kinder schärfen und selbst auch sicher auftreten (Modelllernen).

In einem passenden Umfeld (geeignete Sitzordnung etc.) sollte eine vertraute Umgebung geschaffen werden, in der das Kind kleinere Aufgaben in der Klassengemeinschaft übernehmen kann, wie das Amt des Kassenwarts/ der Klassenwartin. Dadurch übernimmt es Verantwortung und verspürt soziale Integration und Stolz.

Gezielt können im Sportunterricht durch bestimmte Übungen Vertrauen und Beziehungen gefördert und Kräfte ausgelebt werden. Hier, wie auch in anderen Fächern, sollten Leistungen nicht öffentlich bewertet werden, wogegen Verbesserungen sehr wohl hervorgehoben werden können.

Außerdem sollten die Eltern über die Unsicherheit ihres Kindes informiert und dazu aufgefordert werden, das Kind in seiner Unsicherheit nicht zu unterstützen (z.B. in Bezug auf Telefonanrufe, die die Eltern übernehmen o.Ä.). Darüber hinaus ist die Ermutigung zu Hobbys ratsam, die gemeinsam mit anderen Kindern betrieben werden, wie zum Beispiel das Erlernen eines Instrumentes in der Gruppe, Eintreten in einen (Sport-)Verein oder einer Jugendgruppe (Pfadfinder).

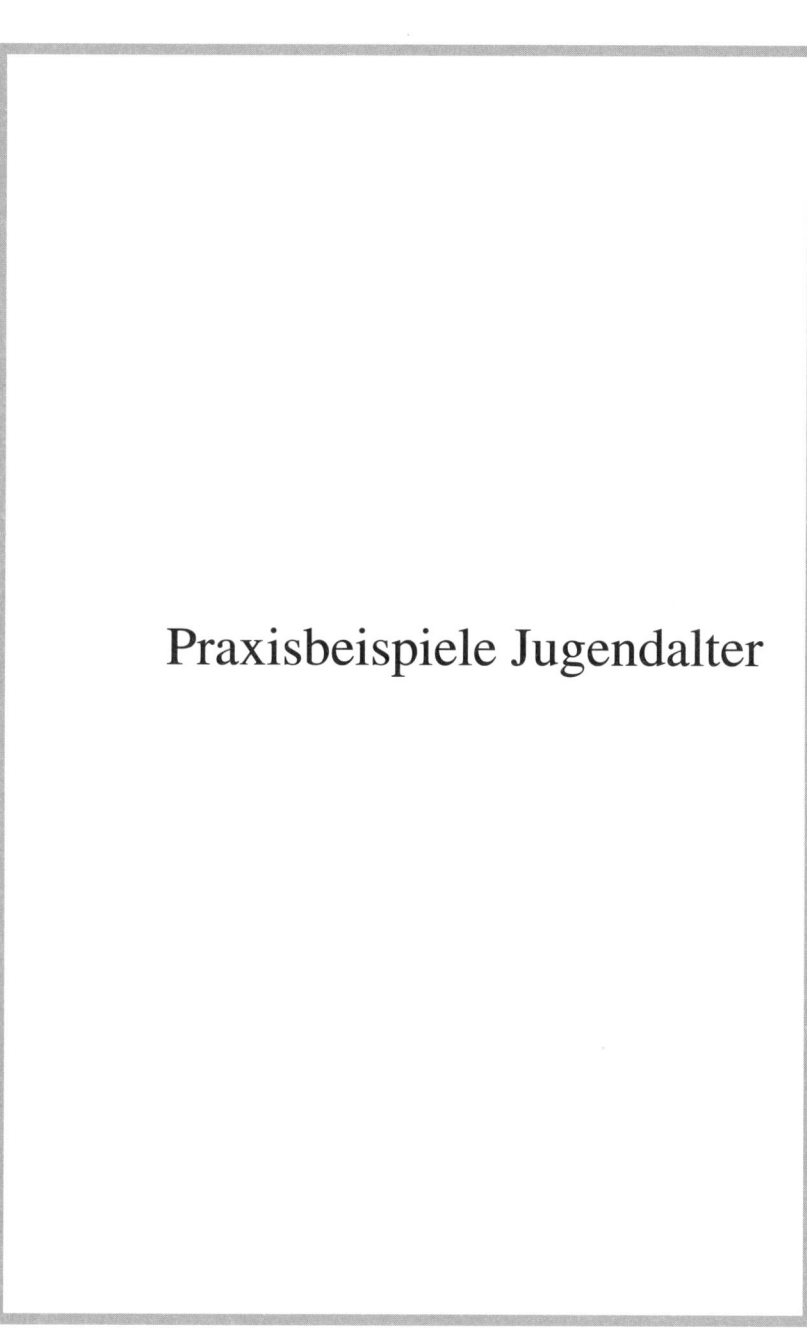

Praxisbeispiele Jugendalter

Alex (14 Jahre):

Psychische und Verhaltensstörung in Verbindung mit der sexuellen Entwicklung und Orientierung

0 Vorinformationen

0.1 Soziodemografische Angaben zur Person des Klienten Alex

Alter: 14 Jahre,

Geschlecht: männlich,

Schulbildung: achte Realschulklasse.

Sozioökonomische Situation der Eltern: Die Mutter arbeitet in einer Vollzeit-Stelle als Pflegekraft. Die (Berufs-)Tätigkeiten von Vater und Stiefvater sind nicht bekannt.

Geschwister: eine dreijährige Halbschwester.

0.2 Angaben zum therapeutischer Rahmen

Alex lebt aktuell in einer Gruppe mit anderen Kindern und Jugendlichen in einem Kinderheim, in welches er zur Behandlung aufgrund der Diagnose einer Hyperkinetischen Störung stationär aufgenommen wurde. Auf seiner Gruppe zeigt er ein Verhalten, welches mit den geschlechtsbezogenen Verhaltenserwartungen an ihn kollidiert. Die anderen Jugendlichen seiner Gruppe schikanieren ihn aufgrund seines Verhaltens. Die professionellen ErzieherInnen sehen/reagieren mit Überforderung auf die Aufgabe, Alex vor den Schikanen zu schützen. Einer Erzieherin der Gruppe hat Alex anvertraut, dass er mit einem Jugendlichen seiner Gruppe eine sexuelle Beziehung eingegangen sei, derer er sich aber nicht mehr gewachsen fühle, da er dabei regelrecht zum Sex gezwungen werde. Auf Anregung der Erzieherin wird Alex an eine Psychotherapeutin überwiesen, die in der Institution im Rahmen der konzeptuell verankerten psychotherapeutischen Arbeit mit Kindern und Jugendlichen tätig ist. Die psychotherapeutische Behandlung erfolgt in den Räumen des Kinderheims und umfasst insgesamt 13 Sitzungen à 50 Minuten, die ein- bis zweimal wöchentlich stattfinden. Nach der Entlassung aus der stationären Behandlung erfolgen drei Einzelgespräche zur Nachbetreuung.

0.3 Therapeutisch relevante Zusatzinformationen

Die körperliche und neurologische Abklärung von Alex erfolgt durch einen in dem Heim konsilliarisch tätigen Kinder- und Jugendpsychiater. Die körperlichen, entwicklungsneurologischen und neurophysiologischen Befunde von Alex sind unauffällig. Alex nimmt keine Medikamente. In der Vorgeschichte weist Alex die Diagnose einer Hyperkinetischen Störung des Sozialverhaltens auf, wegen der er aktuell noch stationär im Heim behandelt wird.

Der aktuelle psychopathologische Befund wird durch die behandelnde Psychotherapeutin erhoben. Alex zeigt sich dabei bewusstseinsklar, voll orientiert und mit guter Aufmerksamkeit und Konzentrationsfähigkeit. Sein Gedächtnis ist nicht beeinträchtigt. Es lassen sich auch keine Störungen des formalen und inhaltlichen Denkens feststellen. Bezüglich der Affektivität erscheint Alex belastet und bedrückt. Suizidalität verneint er jedoch. Antrieb und Psychomotorik sind unauffällig. Die Intelligenz liegt innerhalb der statistischen Norm. Es gibt keine Hinweise auf Störungen der circadianen Rhythmik und des Schlafs. Sexualisierte Gewalterfahrungen in der Vorgeschichte der aktuellen Problematik von Alex lassen sich nicht eruieren.

0.4 Formale Diagnose (nach ICD-10-GM)

F66.9 Psychische und Verhaltensstörung in Verbindung mit der sexuellen Entwicklung und Orientierung, nicht näher bezeichnet

0.5 Differenzialdiagnostische Abklärung

Sexuelle Reifungskrise (F66.0). Die Diagnose einer sexuellen Reifungskrise F66.0 kann ausgeschlossen werden, da Alex selbst nicht an einer Unsicherheit hinsichtlich seiner Geschlechtsidentität oder soziosexuellen Orientierung leidet. Sein Problem besteht vielmehr in der Diskriminierung und Ausgrenzung durch andere.

Die Diagnosekriterien für eine Hyperkinetische Störung des Sozialverhaltens (F90.1) erfüllt Alex zum Zeitpunkt der Aufnahme in die beschriebene Behandlung nicht (mehr).

Die Diagnose F64.2 (Störung der Geschlechtsidentität des Kindesalters) muss noch genauer abgeklärt werden (vgl. Rauchfleisch 2006). Wahrscheinlich liegt jedoch eine Störung der Geschlechtsidentität nicht vor, da sich im Verlauf der beschriebenen Psychotherapie zeigt, dass Alex sich innerhalb kurzer Zeit in die Geschlechterrolle eines Jungen begeben kann und damit auch einverstanden ist.

1 Zusammengefasste Exploration

1.1 Beschreibung der aktuellen Symptomatik

Aus der Perspektive von Alex: Alex macht deutlich, dass er über Sexualität und sexuelle Gewalt reden möchte und dort auch seine Schwierigkeiten verortet. Auch äußert er deutlichen Leidensdruck aufgrund der Hänseleien durch andere Kinder und Jugendliche. Als besonders verletzend wertet Alex die Beschimpfungen durch die anderen Gruppenmitglieder als „schwule perverse Sau" und die Stigmatisierung seines Spiels als „versaut" und „pervers". Er berichtet, dass er deshalb oft heftige Auseinandersetzungen mit den anderen Jugendlichen in seiner Gruppe hat. Wegen dieser Konflikte weigere er sich auch, noch irgendetwas für die Gruppe beizutragen. Er zeigt sich sehr entmutigt und traurig über die Situation in der Gruppe.

Aus den Perspektiven relevanter Bezugspersonen: Die ErzieherInnen der Gruppe berichten über Auffälligkeiten im Verhalten von Alex während des Gruppenalltags. Alex verkleide sich als Frau. Im Spiel bestimme er unter den anderen männlichen Jugendlichen einen zu seinem „Chef". Er benenne dann sexuelle Handlungen und deute diese gestisch und mimisch an. Diese Rollenspiele hätte Alex zunächst nur in Abwesenheit der Erwachsenen durchgeführt. Unterdessen weite er die Rollenspiele immer mehr in den Alltag aus, indem er im Beisein von Erwachsenen Andeutungen über seine Rolle mache und sich dabei den Namen „Susanne" gäbe. Die anderen Jugendlichen fühlten sich zunehmend belästigt und teilweise auch deutlich provoziert. Alex würde von den anderen Jugendlichen als „schwule perverse Sau" bezeichnet, er höre aber trotzdem mit den Rollenspielen nicht auf. Für ihn selbst sei die Situation besonders schwierig geworden, nachdem er die Bedeutung des Rufes „schwul" zu sein realisiert und sich damit zunehmend in die Außenseiterposition gedrängt gesehen habe. Alex zeige sich teilweise aggressiv bei gleichzeitigem depressiv wirkendem Rückzugsverhalten.

Die <u>Mutter</u> von Alex berichtet, dass aktuell für Alex aufgrund seiner Verhaltensauffälligkeiten die Gefahr eines Ausschlusses aus der Schule bestehe und dass sich Alex zu einem sozialen Außenseiter entwickelt habe.

1.2 Lebensgeschichtliche Entwicklung und Lebensbedingungen des Klienten

Vor seiner stationären Aufnahme in das Kinderheim lebte Alex mit seiner Mutter, deren jetzigem Lebenspartner und seiner dreijährigen Halbschwester in einem Haushalt. Dorthin wird er auch wieder nach seiner Entlassung aus der Behandlung zurückkehren.

Nach <u>Aussage der Mutter</u> hat sie Alex von seiner Geburt an bis zum zehnten Lebensjahr alleine erzogen. Unterstützung in der Erziehung habe sie von der Großmutter des Klienten erhalten. Alex' Verhalten sei schon im Kindergarten „schwierig" gewesen. Seine Verhaltensprobleme seien auch in der neuen Beziehung der Mutter zu einem Mann, die seit vier Jahren besteht, bestehen geblieben. Alex lehne jede Mitarbeit mit dem neuen Partner seiner Mutter ab. Zu seiner kleinen Schwester habe Alex eine liebevolle Beziehung.

1.3 Angaben über die Verhaltensbeobachtungen durch die Therapeutin

Alex ist groß gewachsen, sehr schlank und seine Kleider sind ihm sichtlich zu kurz. Von seinen Bewegungen her wirkt er im Vergleich mit andern Jugendlichen eher maniert und zeigt sehr viel Gestik. Die Sprache des Klienten ist sehr differenziert. Er kann sich wortgewandt und präzise ausdrücken.

Er beobachtet genau, wie die Therapiesitzungen ablaufen. Er zeigt wenig Scheu in der Gesprächssituation mit der Therapeutin und bezieht die teilnehmende Erzieherin, zu der er ein Vertrauensverhältnis hat, aktiv in das Gespräch mit ein. Er betont, dass er froh sei, bei einer Therapeutin zu sein, da er sich bei einem männlichen Therapeuten bestimmt nicht öffnen könne.

2 Befunde aus psychodiagnostischen Verfahren und Verhaltensbeobachtungen

Die Ergebnisse der Intelligenz- und Leistungsdiagnostik liegen bei den beiden angewandten Tests CFT20 (Weiß 1998) und AID (Kubinger & Wurst 2001) im Durchschnittsbereich (AID: IQ = 97; CFT20: IQ = 115), wobei der IQ-Wert aus dem CFT 20 am oberen Durchschnittsrand liegt.

3 Verhaltens- und Bedingungsanalyse

3.1 Multidimensionale Bedingungsanalyse der emotionalen und sozialen Probleme von Alex (Makroanalyse)

Prädisponierende Faktoren: Eventuell hat Alex schon recht früh in seiner Biografie das Bedürfnis entwickelt, (gelegentlich) eine weiblich konnotierte Geschlechtsrolle auszufüllen. Durch die durchgängig negativen sozialen Konsequenzen auf sein geschlechterrollenverletzendes Handeln und seine Hyperaktivität hat er Beeinträchtigungen seines Selbstwertgefühls und seiner Lernmöglichkeiten für soziale Kompetenzen erlitten.

Auslösende Faktoren: Aktuell befindet sich Alex in seiner psychosexuellen Entwicklung mitten in der Pubertät, was sich sowohl körperlich (Veränderung seiner Körperformen) als auch psychisch (z.B. in Form erhöhter Selbstaufmerksamkeit und vermehrten sexuellen Impulsen) auswirkt. Auf der psychischen Ebene sind bei Alex des Weiteren Hinweise auf Unsicherheiten im Umgang mit seinen sexuellen Impulsen gegeben. Auslösende Bedingungen auf der sozialen Ebene für Alex auffälliges sexualisiertes Verhalten sind die Bereitschaft der anderen Jugendlichen, sich an solchen Spielen zu beteiligen, die homoerotischen Bedürfnisse von Alex und seinen Peers und eventuell auch das Bedürfnis von Alex, eine weibliche Geschlechtsrolle einzunehmen. Auslösend für Alex' soziale Ängstlichkeit und Unsicherheit sind die diskriminierenden Erfahrungen durch seine Gruppenmitglieder auf die Entwicklung seines sexuellen Handelns und seiner Geschlechtsrollenidentität.

Aufrechterhaltend für Alex' auffälliges Rollenspielverhalten wirkt die kurzfristige Entspannung und Bestätigung dadurch, dass die anderen Jugendlichen zunächst mit ihm spielen und mitlachen. Dabei wird Alex' sexuelles Bedürfnis zum Teil erfüllt und ihm zudem das Gefühl vermittelt, ein akzeptiertes Mitglied der Jugendlichengruppe zu sein.

<u>Aufrechterhaltend</u> für Alex' negatives Selbstwertgefühl und seine soziale Ängstlichkeit wirken die andauernden Diskriminierungen und Ausschlüsse durch die anderen Gruppenmitglieder und der Zwang zur Sexualität durch einen Jugendlichen aus der Gruppe.

Als <u>Ressourcen</u> von Alex sind seine ausgeprägte Reflexionsfähigkeit, sein Interesse am Lesen und seine Fähigkeit, sich Unterstützung zu holen, sowie seine liebevolle Beziehung zu seiner Halbschwester zu nennen.

3.2 Verhaltensanalyse am Beispiel des sexualisierten Spielverhaltens von Alex (Mikroanalyse)

S

Pubertät von Alex und seinen Peers. Damit entwickelt sich ein starkes Interesse von Alex und seiner Gruppe an Sexualität. Die Jugendlichen erproben verschiedene sexuelle Verhaltensmöglichkeiten.

O

Sexuelle Bedürfnisse mit homoerotischen Anteilen sowie mangelndes Wissens über soziosexuelle Orientierungen und Identitäten bei Alex (und seinen Peers), selbstabwertende Gedanken und Gefühle bei Alex, eventuell das Bedürfnis von Alex, (zeitweise) eine weiblich konnotierte Rolle auszufüllen

R

Alex initiiert Spiele mit verbalsexuellen Inhalten und übernimmt dabei eine weiblich konnotierte Rolle.

C (*kurzfristige* Konsequenzen)

Entspannung für Alex dadurch, dass die anderen Jugendlichen mit ihm spielen, er erhält damit das Gefühl, ein beachtetes Mitglied seiner Jugendgruppe zu sein. Es gelingt Alex, einen anderen Jugendlichen auf sich aufmerksam zu machen und eine sexuelle Beziehung zu ihm aufzunehmen, sexuelle Bedürfnisse von ihm werden dabei zunächst erfüllt.

/C (*langfristige* Konsequenzen)

Die anderen Jugendlichen distanzieren sich von Alex und vom Mitmachen bei den Rollenspielen. Sie etikettieren sich selbst als „nicht schwul" und Alex als „schwule perverse Sau". Damit wird Alex aus der Gruppe der Peers ausgeschlossen, erleidet weitere Beeinträchtigungen seines Selbstwertgefühls und verliert soziale Unterstützung. Der Jugendliche, mit dem Alex eine sexuelle Beziehung eingegangen ist, verletzt ihn und beutet ihn aus. Die Erzieherinnen werden auf das Spielverhalten von Alex aufmerksam und er wird als derjenige betrachtet, der ein Problem hat, während die anderen Jugendlichen als „normal" konstruiert werden.

4 Multiaxiale Diagnose
(MAS für ICD-10, vgl. Steinhausen 2006)

Achse 1: F66.9 nicht näher bezeichnete psychosexuelle Entwicklungsstörung

Achse 2: Eine Entwicklungsstörung (nach F8) liegt nach den vorliegenden Daten nicht vor.

Achse 3: Das Intelligenzniveau ist normal.

Achse 4: Es liegt keine körperliche Symptomatik vor.

Achse 5: Chronische zwischenmenschliche Belastungen im Zusammenhang mit Schule: Streitbeziehungen mit Schülern.
Belastende Situationen infolge von Verhaltensstörungen des Kindes: Institutionelle Erziehung und abhängige Ereignisse, die zur Herabsetzung der Selbstachtung führen.

Achse 6: Deutliche soziale Beeinträchtigung.

5 Therapieziele

Therapieziele in Bezug auf Alex und seine Peers:

Aufklärung über Sexualität, psychosexuelle Entwicklung in der Pubertät, soziosexuelle Orientierungen und Geschlechtsidentitäten.

Therapieziele in Bezug auf Alex:

- Aufbau von Selbstwertgefühl und sozialen Kompetenzen.
- Unterstützung in der Reflexion der aktuellen Beziehung zu einem gleichaltrigen Jugendlichen und Erarbeitung von Schutzmöglichkeiten vor sexuellen Übergriffen.
- Beratung und Begleitung im Entwicklungsprozess von seiner soziosexuellen Orientierung und Identität.
- Aufbau von Kompetenz und Selbstkontrolle hinsichtlich der Umsetzung seiner sexuellen Bedürfnisse.

6 Prognose

Aufgrund der Intelligenz und der hohen Motivation von Alex, in der Behandlung mitzuarbeiten, sowie der Bereitschaft der ErzieherInnen, Alex zu unterstützen, ihn vor den Schikanen durch die anderen Jugendlichen zu unterstützen und des breiten Ansatzes in der Behandlung, der eine intensive sexualpädagogische Aufklärung des jugendlichen Umfeldes von Alex umfasst, wird eine gute Prognose in Bezug auf die soziale Integration und das Selbstwert- und Selbsteffizienzerleben von Alex angenommen.

7 Behandlungsplan

Behandlungsplanung in Bezug auf Alex und seine Peers:

Es werden mehrere Gruppengespräche zur Aufklärung über soziosexuelle Verhaltensweisen, Orientierungen und Identitäten von Menschen mit Alex und seinen Peers geführt.

Behandlungsplanung in Bezug auf Alex:

- Beratende Gespräche zur Begleitung der Entwicklung der soziosexuellen Orientierung und Identität von Alex unter Einbezug der Gruppenerzieherin, zu der Alex ein Vertrauensverhältnis hat.
- Training der sozialen Kompetenz mit Integration von Rollenspielen zur Bewältigung von diskriminierenden Situationen und zur Selbstbehauptung gegen Beschimpfungen.

– Erarbeitung von Möglichkeiten, sexuelle Bedürfnisse angemessen zu äußern und sich gegen sexuelle Übergriffe zu schützen im Rollenspiel und anhand von vorgegebenen Beispielsituationen.

8 Therapieverlauf

In der Wohnheimgruppe werden mehrere Aufklärungseinheiten zum Thema Sexualität, soziosexuelle Identitäten und Orientierungen durchgeführt.

Mit Alex wird in Einzelgesprächen ein für ihn plausibles Erklärungsmodell seiner Verhaltensweisen erstellt und diskutiert, ob es für ihn eine Möglichkeit wäre, sich ab jetzt nicht mehr als Frau zu verkleiden, um den anderen Jugendlichen keine Gelegenheit mehr zum Spott zu bieten. Alex willigt hier sofort ein und betont, dass ihm dies auch gelingen werde. Zudem wird mit ihm besprochen, dass die GruppenerzieherInnen ihn bei weiteren Beschimpfungen unterstützen werden und diesen Verhaltensweisen klare Grenzen setzen. Alex lernt, sich gegen Beschimpfungen verbal selbstsicher zu behaupten.

Nach den ersten vier Sitzungen berichtet Alex, dass er sich nicht mehr so in sein Zimmer zurückziehen würde und auch nicht mehr so häufig aggressive Ausbrüche habe. Nachdem so durch seine motivierte Mitarbeit in der Therapie erste Entlastungen der Gesamtsituation eingetreten sind, wird die Thematik seiner sexuellen Bedürfnisse und der derzeitigen sexuellen Beziehung zu einem anderen Jungen eingehend besprochen. Es wird heraus gearbeitet, wann Alex freiwillig und lustvoll in die sexuellen Aktivitäten mit dem Jungen geht und wie er erspüren könnte, dass er keine Lust habe und keinen Sex wolle. Anhand einer Rangreihe von Verhaltensweisen werden Merkmale von Situationen herausgearbeitet, an denen er erkennen kann, ab wann für ihn die Situation mit dem anderen Jugendlichen kippt und er sich überwältigt fühlt. Hierzu werden erneut Rollenspiele zur Erarbeitung von selbstkompetenten Verhaltensweisen durchgeführt, mit denen Alex unerwünschte Situationen stoppen kann, und die auch Regeln beinhalten, wie weit er gehen möchte. Es kommt zu einer deutlichen Reduktion der auffälligen Verhaltensweisen beim Klienten und er berichtet in der Abschlusssitzung, dass die anderen Jugendlichen ihn nicht mehr beleidigen würden. Er habe sogar in den letzten Wochen an allen Gruppenaktivitäten teilgenommen und es mache ihm auch wieder Spaß dabei zu sein.

In den Nachbesprechungen berichtet Alex über seine verbesserte soziale Kompetenz im Umgang mit Diskriminierungen, und dass sich seine soziale Situation in der Gruppe deutlich verbessert habe. Hinsichtlich seiner sexuellen Orientierung betont Alex, durch die Aufklärung derzeit nicht mehr die Notwendigkeit zur Festlegung zu haben. Er habe erfahren, dass andere Jugendliche sich da auch nicht immer sicher seien.

9 Abschließende Reflexion und Diskussion

Spannungsreich bei der therapeutischen Arbeit in diesem Fall ist die Vorgabe in der beschriebenen Heimeinrichtung, dass sexuelle Aktivitäten zwischen den Jugendlichen nicht akzeptiert werden und dem entsprechend auch offiziell gar nicht existieren. Potenzielle sexuelle Kontakte werden dabei aber ausschließlich heterosexuell konstruiert. Als Angestellte und damit dem Konzept der Einrichtung verpflichtete Psychologin jongliert die Therapeutin hier mit dem Dilemma, einerseits offiziell zu vertreten, dass es keine sexuellen Kontakte geben darf und andererseits in der beschriebenen psychotherapeutischen Behandlung der Tatsache Rechnung zu tragen, dass sexuelle Aktivitäten sehr wohl stattfinden. Im Rahmen der Behandlung ist es fachlich geboten, mit den Jugendlichen über Sexualität im Gespräch zu bleiben.

10 Literatur zum Praxisbeispiel „Alex"

Bass, E. & Kaufmann, K. (1999). Wir lieben, wen wir wollen. Selbsthilfe für lesbische, schwule und bisexuelle Jugendliche. Berlin: Orlanda Frauenverlag.

D'Augelli, A. R. & Patterson, C. J. (Hrsg.) (1995). Lesbian, gay, and bisexual identities over the lifespan. New York: Oxford University Press. S. 293–320.

Davies, D. (1996). Working with young people. In: Davies, D. & Neal, C. (Hrsg.). Pink therapy. A guide for counsellors and therapists working with lesbian, gay and bisexual clients. Buckingham (Philadelphia): Open University Press. S. 131–148.

Haeberle, E.J. (2000). Die Sexualität des Menschen. (2. erw. Aufl.). Hamburg: Nikol Verlagsgesellschaft.

Hershberger, S. L. & D'Augelli, A. R. (1999). Issues in counseling Lesbian, Gay, and Bisexual Adolescents. In: Perez, R. M., DeBord, K. A. & Bieschke, K. J. (Hrsg.). Handbook of Counseling and Psychotherapy with Lesbian, Gay, and Bisexual Clients. Washington, DC. American Psychological Association. S. 225–247.

Hillier, L. & Rosenthal, D. (2001). Editorial Special issue on gay, lesbian and bisexual youth. Journal of Adolescence, 24. S. 1–4.

Kubinger, K. O. & Wurst, E. (2001). Adaptives Intelligenz Diagnostikum 2. Göttingen: Hogrefe.

Rauchfleisch, Udo (2006). Transsexualität – Transidentität. Göttingen: Vandenhoeck & Ruprecht.

Senatsverwaltung für Schule, Jugend und Sport, Fachbereich für gleichgeschlechtliche Lebensweisen. (1999). Sie liebt sie. Er liebt ihn. Eine Studie zur psychosozialen Situation junger Lesben, Schwuler und Bisexueller in Berlin.

Steinhausen, H.-C. (2006). Psychische Störungen bei Kindern und Jugendlichen (6. neu bearb. Aufl.). München & Jena: Urban & Fischer.

Stevens, P. E. & Morgan, S. (2001). Health of Lesbian, Gay, Bisexual, and Transgender Youth. Journal of Pediatric Health Care, 15. S. 24–34.

Weiß, R. (1998). CFT 20 Grundintelligenztest Scala 2 mit Wortschatztest (WS) und Zahlenfolgetest (ZF). (4. überarb. Aufl.). Göttingen: Hogrefe.

Übungsaufgaben zum Praxisbeispiel „Alex"

Aufgabe 1:

Entwickeln Sie im Team ein Modell, mit dem Sie dem Klienten sein sexualisiertes Spielverhalten plausibel und wertschätzend erklären können.

Aufgabe 2:

Konzipieren Sie anhand der Materialien in dem Buch von Bass & Kaufmann (1999) eine dreistündige Unterrichtseinheit zum Thema „soziosexuelle Orientierungen" für eine Gruppe von 14-jährigen männlichen Jugendlichen (Konzeptbausteine zum Nachlesen finden Sie auch in dem Handbuch „Mit Vielfalt umgehen" (2005), welches Sie sich unter folgender Adresse runterladen können: http://www.diversity-in-europe.org).

Aufgabe 3:

Diskutieren Sie die Rolle der Therapeutin, die unter Punkt 9 in der Fallbeschreibung beschrieben wird, und erarbeiten Sie Möglichkeiten des Umgangs mit dem Dilemma in der beschriebenen Institution.

Aufgabe 4:

Entwickeln Sie drei Rollenspiele für die therapeutische Arbeit mit Alex zum Umgang mit Beschimpfungen und führen Sie diese im Plenum durch. Bitte achten Sie als Anleitende des Rollenspiels darauf, dass derjenige, der im Rollenspiel die Rolle dessen spielt, der beschimpft wird, auch Möglichkeiten finden kann, sich selbst zu behaupten, indem Sie zum Beispiel eine weitere Rolle mit einem Unterstützer/einer Unterstützerin besetzen.

Rollen: Alex, eine unterstützende Erzieherin, zwei männliche Jugendliche, die Alex beschimpfen. Vier BeobachterInnen (die je eine spielende Person beobachten) und ein/-e ProtokollantIn.

Instruktion für die BeobachterInnen: Bitte achten Sie bei der Beobachtung auf Mimik, Gestik und Sprache der spielenden Person und versuchen Sie zu erfassen, wie sich die spielende Person in ihrer Rolle fühlen könnte.

Instruktion für die Nachbesprechung des Rollenspiels: zunächst schildern diejenigen, die gespielt haben, ihre Gefühle in ihrer Rolle, anschließend schildern die BeobachterInnen ihre Beobachtungen und Interpretationen.

Aufgabe 5:

Erarbeiten Sie einen Interventionsplan zur Gestaltung des Übergangs von Alex von der stationären Therapie in seinen Alltag. Wie können die Mutter, der Stiefvater und die Lehrkräfte in seiner Stammschule Alex bei der Weiterentwicklung seiner therapeutischen Fortschritte unterstützen?

Nejat (14 Jahre):

Zustand nach Anorexia nervosa

0 Vorinformationen

0.1 Soziodemografische Angaben zur Person des Klienten Nejat

<u>Alter</u>: 14 Jahre,

<u>Geschlecht</u>: männlich,

<u>Schulbildung</u>: achte Realschulklasse.

<u>Sozioökonomische Situation der Eltern</u>: Der Vater arbeitet als Schichtarbeiter. Die Mutter ist als Hausfrau und unregelmäßig als Verkäuferin tätig. Beide Eltern sind Ende 30.

<u>Geschwister</u>: zwei Brüder (19 und 8 Jahre alt).

0.2 Angaben zum therapeutischen Rahmen

Nejat hat eine Vorgeschichte mit Anorexia nervosa. Er wurde deshalb im letzten Jahr ambulant behandelt. Derzeit nimmt Nejat wieder ab, da er sehr wenig isst. Er hat zum Zeitpunkt der Anamnese einen BMI von 20,32. Nejat wünscht sich Unterstützung dabei, sein Gewicht zu halten, um sein Fußballtraining wieder aufnehmen zu können. Die Eltern befürchten, dass er weiter abnimmt und erneut stationär behandelt werden muss. Nejat wird von einem Kinder- und Jugendpsychotherapeuten ambulant in einer freien psychotherapeutischen Praxis behandelt. Die Behandlung umfasst ein halbes Jahr mit wöchentlichen Sitzungen mit Nejat, fünf begleitenden Elterngesprächen sowie einem begleitenden Gespräch mit dem Trainer von Nejat. Die Dauer der Sitzungen beträgt jeweils eine Zeitstunde.

0.3 Therapeutisch relevante Zusatzinformationen

Der Kinderarzt von Nejat untersucht ihn und führt auch während der anschließenden psychotherapeutischen Behandlung regelmäßige Gewichts- und Blutbildkontrollen durch. Der körperliche Befund von Nejat ist unauffällig. Er nimmt keine Medikamente. Als Vorerkrankungen weist er die üblichen Kinderkrankheiten sowie eine Anorexia nervosa auf. Wegen dieser ist er auch bereits zuvor stationär behandelt worden.

Nejat ist bewusstseinsklar, aufmerksam und voll orientiert. Sein Gedächtnis ist unbeeinträchtigt. Er zeigt keine Anzeichen von Wahn oder formalen Denkstörungen. Er wirkt etwas bedrückt. Sein inhaltliches Denken wird von den Themen „Essverhalten", „Angst vor Gewichtssteigerung" und „Trainingsbeginn" dominiert. Eine Suizidgefährdung verneint er. Seine Psychomotorik ist beim Anamnesegespräch unauffällig. Seinen circadianen Rhythmus beschreibt Nejat als „normal". Bei näherem Nachfragen stellt sich jedoch heraus, dass er jede Nacht lediglich sechs Stunden schläft.

0.4 Formale Diagnose (nach ICD-10-GM)

Erstdiagnose: derzeit erfüllt Nejat die Kriterien für keine Diagnose nach ICD-10-GM. Im letzten Jahr hatte er die Diagnose „Anorexia nervosa" (F50.0) erhalten.

0.5 Differenzialdiagnostische Abklärung

F32.0 leichte depressive Episode

1 Zusammengefasste Exploration

1.1 Beschreibung der aktuellen Symptomatik des Klienten

Aus der Perspektive von Nejat: Nejat benennt selbst als Ursache seines Gewichtsverlusts extremen Leistungsdruck, insbesondere im sportlichen Bereich. Er habe in seiner Fußballmannschaft bessere Leistungen erbringen wollen und deshalb begonnen, zusätzlich zum normalen Training noch alleine zu trainieren. So sei er mehrere Runden täglich zusätzlich gejoggt, um seine Kondition zu verbessern. Als er gemerkt habe, dass er dadurch auch an Gewicht verlor, habe er damit begonnen, sein Essverhalten zu verändern, um noch leistungsfähiger zu werden. Schließlich habe er gemerkt, dass das Lauftraining zum Zwang wurde und er keine normalen Mahlzeiten mehr habe einnehmen können. Auch als seine Leistungsfähigkeit unter dem Untergewicht massiv einbrach, habe er es nicht geschafft, aus dem Teufelskreis von extremem Sport und Hungern auszubrechen. Krankheitseinsichtig sei er erst geworden, nachdem seine Eltern ihn in eine vollstationäre Behandlung gebracht hätten.

Er berichtet, dass er bei der Behandlung gelernt habe, einen Zusammenhang zwischen seinen Schwierigkeiten mit dem Essen und seinem Ehrgeiz und seinem geringen Selbstbewusstsein herzustellen. Aktuell bereite ihm der Umgang mit Wut zusätzliche Probleme. Er möge sich selber nicht, wenn er ausraste. Zu Hause käme dies jetzt wieder häufiger vor. Auch nerve ihn das ewige Reden seiner Eltern über das Essen. Er wolle wieder zum Training, wisse aber, dass er dazu noch zunehmen müsse. Eigentlich könne er Ruhe nur schlecht aushalten. Er bräuchte immer Aktivität. So mache es ihn nervös, so wenig Bewegung haben zu dürfen.

Aus der Perspektive der Eltern von Nejat: Die Problematik von Nejat besteht nach Angaben der Eltern seit den vorletzten Sommerferien. Zum damaligen Zeitpunkt habe Nejat nach einem Fußballspiel dem Vater gegenüber geäußert, abnehmen zu wollen. In der Zeit sei die Mutter für einige Wochen in der Türkei gewesen. Nach 3-4 Monaten sei ihr bei Nejat eine starke Gewichtsabnahme aufgefallen. Zunächst sei eine ambulante Behandlung versucht worden. Nach anfänglicher Besserung des Gewichts sei es dann in den letzten Sommerferien zu einem Rückfall gekommen. Nejat sei oft verärgert gewesen und habe immer gereizter reagiert. Während dieser Zeit habe er exzessives Fußballtraining betrieben. Im Herbst letzten Jahres sei er mit einem BMI von 15,4 erneut stationär aufgenommen worden.

1.2 Lebensgeschichtliche Entwicklung und Lebensbedingungen des Klienten

Die Familie von Nejat ist türkischer Herkunft und lebt seit mehr als zwanzig Jahren Deutschland.

Nejat selbst sagt auf die Frage nach seinen Lebensbedingungen, er versuche sich abzulenken, indem er sich mit Kumpels treffe. Da würde man rumhängen und quatschen. Öfter würde er mit seinem älteren Bruder mitgehen. Der sei beliebt und habe viele Freunde.

Die Eltern beschreiben die frühkindliche Entwicklung von Nejat als unauffällig. Die Kindergarten- und die Grundschulzeit seien normal verlaufen. Nejat sei ein fröhliches und gut integriertes Kind gewesen.

Nach erfolgreicher Grundschulzeit sei er auf die Realschule gewechselt. Dort habe er gute Schulnoten. Seine Lehrer seien mit ihm zufrieden. Auch in die Klassengemeinschaft sei er gut integriert. Er habe Freunde unterschiedlicher Nationalitäten. Seit zehn Jahren spiele er viel und ausdauernd Fußball. Auch andere Ballspiele spiele er gerne.

Nejat hat zwei Brüder, die beide nach Aussage der Eltern gute Leistungen in der Schule aufweisen. Die Geschwister hätten ein gutes Verhältnis zueinander. Nejat helfe gerne seinem jüngeren Bruder bei den Hausaufgaben.

1.4 Angaben über die Verhaltensbeobachtung durch den Therapeuten

Sowohl Nejat als auch seine Eltern drücken sich sehr differenziert aus.

Nejat erscheint im Kontakt mit dem Therapeuten aufgeschlossen und kooperativ bei leichter Unsicherheit. Er trägt eine Kappe mit tief ins Gesicht gezogenem Schirm. Auf der Kappe trägt er zusätzlich eine Wollmütze. Er gibt an, es sei ihm zu kalt. Unter konstantem stereotypen Kniewippen berichtet er und antwortet auf Fragen. Die Eltern zeigen sich sehr besorgt und fürsorglich. Nejat reagiert auf seine Eltern mit leichter Gereiztheit.

2 Befunde aus psychodiagnostischen Verfahren

Behavioraler Bereich:

Im EDI-2 (Eating Disorder Inventory-2) (Paul & Thiel 2004) beschreibt Nejat, dass er sich stark mit Fragen zur Gewichtszunahme, Körperwahrnehmung und Leistungsansprüchen beschäftigt. Des Weiteren gibt er Angst vor einer Gewichtszunahme, Unzufriedenheit mit seinem Körperbild und Unsicherheit bezogen auf das Wahrnehmen und Ausdrücken von Gefühlen an. Daneben treten gehäufte Beschwerden einer negativen Kindheit und das Frohsein über das Beenden der Kindheit auf. Zudem lassen die Antworten Insuffizienzgefühle bei Nejat erkennen.

Kognitiver Bereich:

Intelligenzprüfung: CFT 20 (Weiß 1998). Teil 1: IQ=103, Teil 2: IQ=97, Gesamt- IQ=99. Die Grundintelligenz in Form des abstrakt logischen, regelerkennenden Denkens liegt mit einem CFT-20-Gesamt-IQ von 99 innerhalb der Altersnorm.

Emotionaler Bereich:

DIKJ (Depressionsinventar für Kinder und Jugendliche) (Stiensmeier-Pelster, Schürmann & Duda 2000): Prozentrang=52, T-Wert=48. Die Stärke und Häufigkeit depressiver Symptome liegt damit innerhalb der Altersnorm.

3 Verhaltens- und Bedingungsanalyse

3.1 Multidimensionale Bedingungsanalyse der Schwierigkeiten von Nejat mit dem Essverhalten und von seinen Selbstwertproblemen (Makroanalyse)

Als prädisponierend ist die Selbstwertproblematik von Nejat zu nennen, die vermutlich auf einer starken Leistungsorientierung besonders des Vaters von Nejat und der daraus resultierenden Abwertung von Nejat, der die geforderten Leistungen nicht ganz erfüllen kann, durch seinen Vater basiert.

Auslösend haben eventuell die körperlichen Veränderungen in der Pubertät gewirkt, die zu erhöhten und erweiterten Rollenanforderungen an Nejat geführt haben. Mit der Pubertät von Nejat sind die Leistungsanforderungen durch den Vater und auch durch Nejat an sich selbst angestiegen, was die Angst von Nejat, zu versagen, befördert hat. Die starke Fokussierung von Nejat auf seine körperlichen Veränderungen (Gewichtsschwankungen) hat seine Sorge um seinen Körper verstärkt. Seine motorische Unruhe und Nervosität haben die Aufmerksamkeit seiner Peers erregt. Der Spott der Peers wiederum hat die Selbstwertproblematik und Anspannung von Nejat verschärft und sein Bestreben, kompensatorisch eine hohe Leistungsfähigkeit im Sport zu erreichen, gefördert.

So hat sich schließlich eine Dynamik entwickelt, in der sich die Selbstwertschwierigkeiten von Nejat und die Symptome der Anorexie wechselseitig verstärkt haben.

Als aufrechterhaltende Faktoren für die Symptomatik von Nejat sind die körperlichen Veränderungen durch die mangelhafte Ernährung zu nennen. Das mit der Anorexie verbundene Hungergefühl kann die Unruhe und Gereiztheit mitbedingt haben.

Auf die Provokationen durch seine Peers reagiert Nejat aggressiv, gleichzeitig wertet er sich selbst ab wegen seiner Unbeherrschtheit und Anspannung. Sein exzessives Sportreiben und seine weiteren Maßnahmen zur Gewichtsreduktion verstärken den Hunger, auf den Nejat mit weiteren Anstrengungen zur Kontrolle seiner Körperempfindungen reagiert. Um weitere Kontrollverluste seiner Gefühle bei Konflikten mit seinen Peers zu vermeiden, zieht sich Nejat aus sozialen Kontakten zurück. Im Gegenzug grenzen ihn seine Peers aus und begründen dies mit seinem gereizten und frustrationsintoleranten Verhalten. Nejats Angst vor den Anforderungen der Ablösung von den Eltern führt zu seinem abhängigem und kontrollierenden Verhalten gegenüber den Eltern. Die Überfürsorglichkeit seiner Eltern verhaftet ihn andererseits in der Rolle des Kindes und beeinträchtig sein Selbstwertgefühl weiter. Auch der Trainer von Nejat verstärkt durch seine Zuwendung das abhängige und impulsive Verhalten von Nejat.

Als Ressourcen von Nejat sind seine gute körperliche Gesundheit, seine Intelligenz und die Bereitschaft seiner Eltern, ihn zu unterstützen, sowie seine guten sozialen Beziehungen zu seinen Geschwistern zu nennen. Nejat ist hilfsbereit und kann soziale Beziehungen und Vertrauen aufbauen und er hat sich einen Freundeskreis aufgebaut.

3.3 Verhaltensanalyse des problematischen Verhaltens von Nejat am Beispiel seines exzessiven Trainingsverhaltens (Mikroanalyse)

S

Die Mannschaft von Nejat verliert. Nejat sieht, dass sein ehrgeiziger Trainer enttäuscht ist.

O

Emotionen: erhöhtes Stressniveau,

Kognitionen: überhöhter Leistungsanspruch.

R

Psychische Ebene:

Emotionen: Angst, Wut, Trauer, Verzweiflung,

Kognitionen: „Jetzt ist der Trainer enttäuscht von mir. Bestimmt mag er mich nicht mehr. Ich muss ihm zeigen, dass er sich auf mich verlassen kann."

Körperliche Ebene: hoher Erregungszustand, Herzrasen,
Handlungsebene: starke motorische Unruhe, Schreien, Wutausbrüche,
Um-sich-Schlagen, gelegentlich Weinen. Exzessives Dauertraining als
Demonstration für den Trainer.

C (*kurzfristige* Konsequenzen)

Der Trainer kommt und nimmt Nejat in den Arm. Er beruhigt Nejat durch
vermehrte Zuwendung (Schulterklopfen). Der Trainer lobt Nejat für seinen Ehrgeiz, seine hohe Trainingsbereitschaft und seine Bereitschaft, alles für einen zukünftigen Sieg beizutragen. Damit nimmt die Angst von
Nejat vor Beziehungsverlust („Mein Trainer lässt mich fallen.") ab und
Nejat kann seine Erregung abbauen.

Die Mitspieler schütteln verständnislos den Kopf und drücken ihre Ablehnung des Handelns von Nejat aus („Das Baby heult." „Der Spinner
schreit wieder.")

/C (*langfristige* Konsequenzen)

Nejat widmet sich weiterhin intensiv dem Sport, um in diesem Bereich
gute Leistungen zu erbringen und wahrscheinlich auch, um seine körperliche Spannung abzubauen. Damit wendet er die Aufmerksamkeit von
anderen Bereichen ab, in denen er sein Selbstwertgefühl stärken könnte.
Sein Selbstwert bleibt abhängig von seinem sportlichen Erfolgen.
Gleichzeitig läuft er Gefahr, im Team zum Außenseiter zu werden, da seine Mitspieler seine Krisenlabilität (Wutweinen bei Misserfolg) als insuf-
fizient für einen fast 15-jährigen Jungen erleben und kommentieren.

4 Multiaxiale Diagnose
(MAS für ICD-10, vgl. Steinhausen 2006)

Achse 1: Derzeit weist Nejat keine nach ICD-10-GM diagnostizierbare
psychische Störung auf. In der Vorgeschichte lässt sich jedoch eine Anorexia nervosa (F50.0) eruieren und es droht ein Rückfall in diese Symptomatik.

Achse 2: Eine Entwicklungsstörung liegt nach den vorliegenden Daten
nicht vor.

Achse 3: Das Intelligenzniveau ist normal.

<u>Achse 4</u>: Es liegt keine körperliche Symptomatik vor.

<u>Achse 5</u>: Belastende Lebensereignisse infolge von Verhaltensstörungen des Jugendlichen: abhängige Ereignisse, die zur Herabsetzung der Selbstachtung führen.

<u>Achse 6</u>: Leichte soziale Beeinträchtigung.

5 Therapieziele

Therapieziele in Bezug auf Nejat:

- Informationsvermittlung über das Störungsbild der Anorexia nervosa und die Zusammenhänge zwischen Kognitionen, Emotionen, körperlichen Reaktionen und Verhalten.
- Aufbau eines geregelten Essverhaltens, welches zu einer ausreichenden Kalorienzufuhr führt.
- Korrektur verzerrter Einstellungen zu Körper und Gewicht.
- Rückfallmanagement: Erkennen von kritischen Situationen und Erarbeiten von Umgangsmöglichkeiten damit.
- Erfassung und Bearbeitung der Konflikte, die der Selbstwertproblematik von Nejat zu Grunde liegen.
- Stärkung des Selbstwertgefühls und Stärkung der Selbstständigkeit von Nejat.
- Aufbau von Stressbewältigungsfähigkeiten.
- Korrektur problematischer Einstellungen zum Trainingsverhalten sowie Entwickeln eines angemessenen Trainingsverhaltens.
- Erlernen der Wahrnehmung und Differenzierung von Wut sowie eines angemessenen Umgangs mit Wut.

Therapieziele in Bezug auf die Eltern von Nejat:

- Vermittlung eines bio-psycho-sozialen Bedingungsmodells zur Erklärung des Verhaltens von Nejat und der Handlungsmöglichkeiten seiner Eltern. Ziel ist, gegenseitige Schuldzuweisungen abzubauen sowie die Handlungsfähigkeit der Eltern zu stärken.
- Veränderung der Bedingungen in der Familie, die das problematische Essverhalten von Nejat verstärken,
- insbesondere Erweiterung der erzieherischen Kompetenz des Vaters.

Therapieziele in Bezug auf den Trainer von Nejat:

– Aufklärung des Trainers über das problematische Trainingsverhalten von Nejat im Zusammenhang mit seinem eigenen Trainerverhalten.

Besondere Vereinbarung:

Bei Unterschreiten eines BMI von 18 wird vereinbart, dass Nejat sich sofort stationär in eine psychosomatische Klinik aufnehmen lässt.

6 Prognose

Die Prognose für die Behandlung ist als günstig einzuschätzen, da Nejat kooperativ und veränderungsbereit erscheint. Er ist motiviert und intellektuell gut in der Lage, an seinen Problemen und Stärken zu arbeiten. Außerdem scheint er über eine gute Ausdauer zu verfügen. Er hat mit therapeutischer Unterstützung bereits schon Schritte auf dem Weg raus aus der Anorexie geschafft, obwohl diese Störung nicht leicht zu überwinden ist und Jungen im Vergleich mit Mädchen eine ungünstigere Prognose aufweisen (vgl. Pike, Walsh & Roberto 2006, Steinhausen 2002). Nejats Eltern erscheinen ebenfalls sehr änderungsbereit, insbesondere im Hinblick auf die Übernahme und Umsetzung von Einsichten in die eigenen Einflüsse auf das problematische Verhalten von Nejat.

7 Behandlungsplan

Behandlungsplanung in Bezug auf Nejat:

(a) Einzeltherapie

– Therapievertrag
– Psychoedukation und Erarbeitung eines bio-psycho-sozialen Modells, welches Nejat die Zusammenhänge zwischen seinem problematischen Ess- und Trainingsverhalten, seinen Kognitionen, Emotionen und Handelns sowie dem Verhalten seines sozialen Umfeldes erklärt. (Erläuterung des Teufelskreises aus exzessivem Sporttreiben und Abnehmen, der Vermeidung zwischenmenschlicher Kontakte und Konflikte und Insuffizienzerlebnissen).
– Übungen zur Verbesserung der Körper- und Gefühlswahrnehmung (z.B. Übungen zur Wahrnehmung und Differenzierung von Wut und

Angst anhand von Beispielgeschichten und Protokollbögen zur Strukturierung der Selbstbeobachtung, Arbeit mit Körperbildern).

- Entwicklung und Durchführung eines Ernährungsplanes.
- Problemlösetraining, um die Identifizierung und Differenzierung von Problemen sowie das eigenständige Entwickeln von Lösungsmöglichkeiten zu erlernen.
- Erlernen von Entspannungstechniken zur Stressregulierung (speziell Progressive Muskelrelaxation).
- Selbstinstruktionsverfahren zur besseren Impulskontrolle, selbstabwertende Selbstinstruktionen durch sich selbst unterstützende Selbstinstruktionen ersetzen.
- Aufbau von Alternativverhalten zum Sporttreiben, in dem Nejat Bestätigung finden kann. Dabei sollte an die Ressourcen von Nejat, zum Beispiel seine Hilfsbereitschaft, angeknüpft werden. Evtl. kommt für ihn hier ein soziales Engagement in einer Freizeitgruppe mit anderen Jugendlichen in Frage.
- Rückfallprophylaxe (mittels des Selbstmanagement-Ansatzes, vgl. Kanfer, Reinecker & Schmelzer 2006, S. 307 ff.): das heißt schwierige Situationen und ein Wiederauftreten der Probleme mit dem Essen oder des exzessiven Sporttreibens rechtzeitig erkennen und gegensteuern lernen.

(b) Teilnahme an einer Gruppenbehandlung

- Training altersangemessener sozialer Kompetenzen (ggf. im Rahmen einer speziellen Gruppe zur Übung sozialer Kompetenz für Jugendliche (vgl. Petermann & Petermann 2003 sowie Jugert, Rehder, Notz & Petermann 2007) oder anknüpfend an Erfahrungen von Nejat in einer Freizeitgruppe mit anderen Jugendlichen, wenn Nejat Interesse hat, sich einer solchen Gruppe anzuschließen). Rollenspiele anhand von Video- und Fotomaterialien von Konfliktsituationen zum Erwerb neuer sozialer Verhaltensweisen. Aufbau von Coping-Strategien für einen Umgang mit sozialen Konflikten mittels kognitiver Methoden.

Behandlungsplanung in Bezug auf die Eltern von Nejat:

- Psychoedukation: Vermittlung eines bio-psycho-sozialen Bedingungsmodells, das sowohl die Handlungen der Eltern als auch die von Nejat klärt und auf die aufrechterhaltenden Faktoren des problematischen Ess- und Trainingsverhaltens von Nejat hinweist.

– Übung der Erziehungskompetenzen der Eltern zum Abbau der Verhaltensweisen, die Nejats problematisches Handeln verstärken und zur Erarbeitung von Kommunikationsmustern in der Familie, in denen die Selbstständigkeit von Nejat altersangemessen gefördert wird. Dafür werden Beobachtungsbögen zur Identifizierung problematischer Situationen in der Familie, Diskussion dieser Situationen im Rahmen der Elterngespräche, sowie Übungen konstruktiver Verhaltensalternativen (z.B. mittels Rollenspiel) eingesetzt. Im Rahmen dieser Gespräche sollten die Eltern auch in die Lage versetzt werden, mit Nejat und seinen Brüdern gemeinsame Gespräche darüber zu führen, wie Nejat gestärkt werden kann.

– Erweiterung der erzieherischen Kompetenz des Vaters durch Thematisierung seines Umgangs mit Ehrgeiz und der Abhängigkeit seiner Wertschätzung für seine Söhne von deren Leistungen. Diese Kompetenzerweiterung soll im Einzelgespräch mit dem Therapeuten stattfinden, um eine Beschämung des Vaters vor seiner Partnerin zu vermeiden.

Behandlungsplanung in Bezug auf den Trainer von Nejat:

– Im Rahmen von zwei Beratungsgesprächen wird dem Trainer ein Modell der Zusammenhänge zwischen Nejats problematischem Trainingsverhalten und den Handlungen des Trainers vermittelt und es werden mit dem Trainer alternative Handlungsmöglichkeiten zur adäquaten Unterstützung von Nejat erarbeitet. Dabei soll der Trainer Handlungsweisen zur Unterstützung von Nejat, Wut und Enttäuschung altersangemessen zu äußern und moderat zu trainieren sowie Möglichkeiten der Intervention bei abwertenden Äußerungen durch die jugendlichen Mitspieler von Nejat entwickeln.

– Nach Fortschritt der Behandlung von Nejat wird mit dem Trainer ein weiteres Beratungsgespräch zur Sicherung und Abstimmung seiner Handlungen zur Unterstützung von Nejat durchgeführt.

8 Therapieverlauf

Zum Therapieverlauf liegen keine Informationen vor. Bei der Durchführung des Ernährungsplanes sollte sorgfältig darauf geachtet werden, dass dabei nicht eine zu starke Fokussierung auf das Gewicht von Nejat stattfindet, die seine Essstörung verstärken könnte (vgl. Malson 2008).

9 Literatur zum Praxisbeispiel „Nejat"

Fichter, M. M. (2008). Essstörungen. In: Möller, H.-J., Laux, G. & Kapfhammer, H.-P. (2008) (Hrsg.). Psychiatrie und Psychotherapie (Bd. 2). Heidelberg: Springer. S. 949–970.

Holtkamp, K., Hagenah, U. & Herpertz-Dahlmann, B. (2006). Anorexia Nervosa. In: Mattejat, F. (Hrsg.). Verhaltenstherapie mit Kindern, Jugendlichen und ihren Familien. München: CIP-Medien. S. 563–567.

Jugert, G., Rehder, A., Notz, P., Petermann, F. (2007). Fit for Life – Module und Arbeitsblätter zum Training sozialer Kompetenz für Jugendliche (5. Aufl.). Weinheim und München: Juventa.

Kanfer, F. H., Reinecker, H. & Schmelzer, D. (2006). Selbstmanagement-Therapie. Ein Lehrbuch für die klinische Praxis (4. durchgesehene Aufl.). Heidelberg: Springer.

Malson, H. (2008). Deconstructing Un/Healthy Body-weight and Weight Management. In: Riley, S., Burns, M., Frith, H., Wiggins, S. & Markula P. (Hrsg.). Critical Bodies. Representations, Identities and Practices of Weight and Body Management. New York: palgrave Macmillan. S. 27–42.

Paul, T. & Thiel, A. (2004). EDI-2. Eating Disorder Inventory-2. (Deutsche Version). Göttingen: Hogrefe.

Petermann, F. & Petermann, U. (2003). Training mit Jugendlichen. Förderung von Arbeits- und Sozialverhalten (7. überarb. Aufl.). Göttingen: Hogrefe.

Pike, K. M., Walsh, B. T. & Roberto, C. (2006). Anorexia Nervosa. In: Fisher, J. E. & O'Donohue, W. T. (Hrsg.). Evidence-Based Psychotherapy. New York: Springer. S. 45–56.

Polivy, J. (2006). Selbstheilung von Essstörungen. In: Klingemann, H. & Sobell, L. C. (Hrsg.): Selbstheilung von der Sucht. Wiesbaden: Verlag für Sozialwissenschaften. S. 129–137.

Steinhausen, H.-C. (2002). Psychische Störungen bei Kindern und Jugendlichen (5. Aufl.). München & Jena: Urban & Fischer.

Steinhausen, H.-C. (2006). Psychische Störungen bei Kindern und Jugendlichen (6. neu bearb. Aufl.). München & Jena: Urban & Fischer.

Stiensmeier-Pelster, J, Schürmann, M. & Duda, K. (2000). DIKJ. Depressionsinventar für Kinder und Jugendliche. (2. überarb. und neu normierte Aufl.). Göttingen: Hogrefe.

Weiß, R. H. (1998). CFT 20. Grundintelligenztest Skala 2 mit Wortschatztest (WS) und Zahlenfolgetest (ZF). (4. überarb. Aufl.). Göttingen. Hogrefe.

Übungsaufgaben zum Praxisbeispiel „Nejat"

Aufgabe 1 (mit Lösungsvorschlag):

Welche diagnostischen Methoden und Informationsquellen würden Sie in diesem Fall zusätzlich einsetzen?

Aufgabe 2:

Erstellen Sie für das dargestellte Praxisbeispiel einen Behandlungsplan, bei dem unterschiedliche verhaltenstherapeutische Methoden eingesetzt und kombiniert werden. Zum einen in einer allgemeinen Übersicht, zum anderen speziell für die kommende Woche.

Ergebnispräsentation: Wandtafel/ Overhead

Hinweis für die Seminargestaltung: für diese Übung ist es sinnvoll, den Punkt 7 (Behandlungsplan) zunächst aus der Fallkonzeption herauszunehmen.

Aufgabe 3 (mit Lösungsvorschlag):

Entwerfen Sie einen Beobachtungsbogen zur Therapieverlaufskontrolle.

Aufgabe 4:

Führen Sie ein Rollenspiel zum Thema „Rückfallprophylaxe" durch.

Rollen: Jugendlicher, Therapeut, zwei BeobachterInnen und ein/-e ProtokollantIn.

Instruktion für die BeobachterInnen: Bitte achten Sie bei der Beobachtung des Rollenspiels sowohl auf die inhaltlichen Aspekte (die Wahl der kognitiven Methoden zur Rückfallprophylaxe), als auch auf interaktionelle Aspekte.

Aufgabe 5:

Erarbeiten Sie einen Plan zur Gewichtsstabilisierung (ggf. im Rollenspiel).

Hinweise zur Lösung der Aufgabe: Eine Zunahme des Gewichts muss hier nicht mehr angestrebt werden, es sein denn, der Klient wünscht dies.

Wichtig ist hier, auf eine ausgewogene Ernährung zu achten, sowie mit dem Klienten auf das Essen bezogene Kognitionen zu diskutieren (z.B. der Frage nachzugehen, ob es für ihn Lebensmittel gibt, die ihm Angst bereiten).

Aufgabe 6:

Führen Sie ein therapeutisches Gespräch mit dem Jugendlichen im Hinblick auf Klärung und Verbesserung seines Verhältnisses zu seinem eigenen Körper.

Rollen: Jugendlicher, Therapeut, zwei BeobachterInnen und ein/-e Protokollantin.

Instruktion für die BeobachterInnen: Bitte achten Sie bei der Beobachtung des Rollenspiels sowohl auf inhaltliche Aspekte (Methoden zur Förderung einer guten Körperbeziehung) als auch auf interaktionelle Aspekte und auch Schwierigkeiten.

Lösungsvorschläge zu den Übungsaufgaben zum Praxisbeispiel „Nejat"

Lösungsvorschlag zur Aufgabe 1:

Exploration der Wahrnehmung und Einstellung von Nejat zu seiner Familienbiografie und seiner Kindheit, da die Ergebnisse des EDI-2 darauf hindeuten, dass die Schwierigkeiten von Nejat eine Grundlage in seiner familiären Lerngeschichte in seinem Kindesalter haben könnten.

Lösungsvorschlag zu Aufgabe 3:

Die Messung von Veränderungen im Therapieverlauf kann anhand des Goal Attainmant Scaling erfolgen mittels der auf den Fall angepassten Skalen „ausreichende Essen" „angemessenes Trainingsverhalten", „Erlernen eines Umgangs mit Wut und Enttäuschung" und „Aufbau freundschaftlicher Kontakte zu gleichaltrigen Jugendlichen" (vgl. Kanfer, Reinecker & Schmelzer 2006, S. 288).

Bianca (15 Jahre):

Jugenddelinquenz

0 Vorinformation

0.1 Soziodemografische Angaben zur Person der Klientin Bianca

Alter: 15 Jahre,

Geschlecht: weiblich,

Schulbildung: neunte Hauptschulklasse.

Sozioökonomische Situation der Eltern: Die Mutter (40) arbeitet als Sekretärin, der Vater (46) ist als selbstständiger Handwerker tätig.

Geschwister: zwei Geschwister (Alter und Geschlecht sind unbekannt).

0.2 Angaben zum therapeutischen Rahmen

Bianca ist innerhalb eines Vierteljahres dreimal wegen Diebstahls strafrechtlich in Erscheinung getreten. Auf Anraten der Jugendhilfe des Kreises wird sie in einer Beratungsstelle für Jugendliche vorgestellt. Dort wird sie von einer Kinder- und Jugendpsychotherapeutin ambulant sowohl einzeltherapeutisch als auch in einem gruppentherapeutischen Setting behandelt. Die therapeutische Intervention erstreckt sich über vier Monate mit wöchentlichen Terminen. Es werden sechs Einzelsitzungen à 50 Minuten und 12 Gruppensitzungen à zwei Stunden durchgeführt. Des Weiteren finden während der Behandlung von Bianca vier Elterngespräche statt. Acht Wochen nach Abschluss der Behandlung folgt ein Follow-up.

0.3 Therapeutisch relevante Zusatzinformationen

Die Abklärung der körperlichen Befunde erfolgt durch den Hausarzt der Klientin. Der akute körperliche Befund ist unauffällig. Die körperliche Entwicklung ist altersadäquat. Bianca weist keine außergewöhnlichen Vorerkrankungen auf und nimmt auch keine Medikamente.

Vor der derzeitigen Konsultation ist Bianca bereits wegen ihres delinquenten Verhaltens einmal von einer Mitarbeiterin des Jugendamtes beraten worden.

Der aktuelle psychopathologische Befund wird durch die behandelnde Kinder- und Jugendpsychotherapeutin erhoben. Bianca zeigt sich dabei bewusstseinsklar, voll orientiert und mit guter Aufmerksamkeit und Konzentrationsfähigkeit. Ihr Gedächtnis ist nicht beeinträchtigt. Es lassen sich keine Störungen des formalen und inhaltlichen Denkens feststellen. Bezüglich der Affektivität erscheint Bianca etwas bedrückt und herab gestimmt. Suizidalität verneint sie jedoch. Antrieb und Psychomotorik sind unauffällig. Die Intelligenz liegt innerhalb der statischen Norm. Es gibt keine Hinweise auf Störungen der circadianen Rhythmik und des Schlafs.

0.4 Formale Diagnose (nach ICD-10-GM)

Derzeit erfüllt Bianca keine Diagnose nach ICD-10-GM. Sie zeigt zwar Symptome von F91.2 (Störung des Sozialverhaltens bei vorhandenen sozialen Bindungen), da ihre Symptome wie Diebstähle, schlechte Beziehungen zu Autoritätspersonen, Regelverletzungen jedoch erst seit einem Vierteljahr beobachtet werden, trifft in ihrem Fall das Zeitkriterium des ICD-10-GM, welches für die Diagnose von Störungen des Sozialverhaltens eine Verhaltensdauer von mindestens sechs Monaten empfiehlt, nicht zu.

Eine Intervention erscheint jedoch sinnvoll, um die Verhaltensprobleme von Bianca frühzeitig aufzufangen und eine Beeinträchtigung ihrer Zukunftsaussichten abzuwenden.

0.5 Differenzialdiagnose

F90 hyperkinetische Störung

1 Zusammengefasste Exploration

1.1 Beschreibung der aktuellen Symptomatik der Klientin

Aus der Perspektive von Bianca: Bianca räumt ein, Diebstähle begangen zu haben. Sie bedaure diese. In Bezug auf die Schule berichtet sie, dass sie häufig schwänze und dass ihre schulischen Leistungen infolgedessen stark abgefallen seien. Sie wolle die neunte Klasse nach den Sommerferien wiederholen, um anschließend eine Ausbildung als Visagistin zu absolvieren.

Sie verbringe normalerweise viel Zeit bei ihrem Freund, von dem sie sich nun aber vorübergehend getrennt habe. In ihrer Freizeit treffe sie sich meist mit Freunden auf Partys. In ihren Ausgehzeiten fühle sie sich kaum eingeschränkt, sie könne eigentlich machen, was sie wolle.

Aus Perspektive des Jugendamtes: Nach Auskunft der zuständigen Jugendsachbearbeiterin hat sie zusammen mit ihrem Freund und einem Bekannten aus der Wohnung einer Mitschülerin eine Tasche mit 1500 Euro entwendet. Nach Aufteilung des gestohlenen Geldes habe Bianca davon einen Anteil von 100 Euro erhalten. Wegen dieser Straftat sei sie zu Freizeitarrest und 40 Stunden gemeinnütziger Arbeit nach Weisung des Jugendamtes verurteilt worden. Im März habe sie dann einen Ladendiebstahl in einem Supermarkt begangen. Das Verfahren sei in diesem Fall wegen Geringfügigkeit eingestellt worden.

Im April habe Bianca gemeinsam mit einer Freundin Sportartikel im Wert von unter 100 Euro gestohlen. Das Verfahren in dieser Sache ist zum Zeitpunkt der Vorstellung von Bianca in der Beratungsstelle noch nicht abgeschlossen.

Aus der Perspektive der Mutter: Die Mutter bestätigt die Berichte von Bianca über die Diebstähle und über die schulische Situation ihrer Tochter. Die Mutter berichtet weiter von einer sehr schwierigen Erziehungssituation, in der sie kaum noch eine Möglichkeit sehe, auf ihre Tochter Einfluss zu nehmen. Sie schildert, dass sich Bianca an keinerlei Vereinbarungen halte.

Aus Perspektive der Lehrerin: Die Lehrerin berichtet, dass sich die schulischen Leistungen von Bianca im letzten Jahr stetig verschlechtert haben. Bianca konzentriere sich nicht mehr, sie fehle sehr oft und habe eine eher gleichgültige Haltung den schulischen Anforderungen gegenüber entwickelt.

1.2 Lebensbedingungen der Klientin

Die Familie von Bianca wohnt in einer kleinen Gemeinde innerhalb eines Ballungsgebietes. Ihre Eltern haben sich vor mehr als 10 Jahren getrennt. Seit mehreren Jahren lebt Bianca mit ihrer Mutter und zwei Geschwistern in einem eigenen Haus. Dort steht ihr ein eigenes Zimmer zur Verfügung. Sie erhält monatlich 45 Euro Taschengeld.

Zu ihrem Vater, der zwar im selben Bundesland, jedoch weit entfernt wohnt, pflegt das Mädchen nach eigenen Aussagen einen guten und regelmäßigen Kontakt. Die Mutter möchte keinen Kontakt zum Vater.

1.3 Angaben über die Verhaltensbeobachtungen durch die Therapeutin

Bianca ist jugendlich und sehr zeitgemäß gekleidet und geschminkt. Sie ist körperlich gut entwickelt, jedoch für ihr Alter etwas klein. Sie verhält sich in der therapeutischen Situation sehr angemessen. Sie ist freundlich, offen und aufgeschlossen und zeigt Bereitschaft, mit der Therapeutin zusammenzuarbeiten. Im Gespräch bedient sich Bianca einer sehr jugendlichen Ausdrucksweise. Über ihre persönlichen Verhältnisse gibt sie bereitwillig Auskunft. Ihre Körperhaltung ist allerdings eher geschlossen und angespannt. Sie schaut die Therapeutin oft abwartend mit einem unsicheren Gesichtsausdruck an, um sich rückzuversichern, wie das gerade Gesagte bei ihr angekommen ist. Bianca verwendet häufig Formulierungen, in denen sie sich auf die Aussagen ihrer Peers bezieht, wie „Mein Freund hat gesagt...", „Meine Freundin meint, dass...". Bianca macht damit deutlich, dass sie sich stark an ihrer Bezugsgruppe orientiert.

Die Mutter von Bianca macht äußerlich einen sehr gepflegten Eindruck. Sie wirkt entkräftet.

2 Befunde aus psychodiagnostischen Verfahren

Erfassung von Intelligenz und Leistungsfähigkeit:

HAWIK-III (Tewes, Rossmann & Schallberger 2000): mit einem IQ von 108 im Gesamttest liegt Bianca innerhalb des statistischen Normbereiches für ihre Altersgruppe. Überdurchschnittliche Leistungen (IQ 116) zeigt sie bei den Prüfung der verbalen Intelligenz im HAWIK-III (IQ 116).

Erfassung des Selbstkonzepts:

SKI (Selbstkonzeptinventar, Georgi & Beckmann 2004): Die Ergebnisse zeigten auf den Dimensionen „Ich-Stärke" und „Durchsetzung" ein eher schwaches Selbstbild.

3 Verhaltens- und Bedingungsanalyse

3.1 Multidimensionale Bedingungsanalyse des delinquenten und regelbrechenden Verhaltens von Bianca und ihrer Leistungsschwierigkeiten in der Schule (Makroanalyse)

<u>Prädisponierend</u> sind eventuell ein niedriges Selbstwertgefühl und Selbsteffizienzerleben von Bianca. Eventuell verstärkt die Erfahrung ihrer kleinen Körpergröße zusammen mit hoher Körperaufmerksamkeit in der Pubertät Biancas Selbstwertproblematik. Der geringe Schulerfolg beeinträchtigt ihr Selbstwerterleben weiter. Die körperlichen und sozialen Veränderungen in der Pubertät stellen eine Herausforderung für sie dar, auf die sie mit dem Bedürfnis, sich aus Autoritätsstrukturen (Elternhaus und Schule) zu lösen und mit verstärkter Zuwendung zu ihrer Gleichaltrigengruppe reagiert. Hinzu kommt, dass die gescheiterte Ehe ihrer Eltern und deren Verhalten untereinander dazu geführt haben könnte, dass Bianca bei ihnen keine Orientierung finden konnte und ihre Regeln nicht so eine starke Gültigkeit für sie haben, so dass sie sich jetzt verstärkt den Regeln ihrer Peergroup anpasst.

<u>Auslösend</u> für das delinquente Handeln ist das Bedürfnis von Bianca, durch Stehlen Anerkennung in ihrer Bezugsgruppe zu gewinnen. In ihrer Bezugsgruppe gelten Ladendiebstähle als übliches und positiv gewertetes Handeln.

<u>Aufrechterhaltend</u> wirken auf das delinquente Handeln von Bianca die Bestätigungen, die sie in ihrer Bezugsgruppe für das Stehlen erhält. Diese Bestätigungen können auf das Misserfolgserleben von Bianca in der Schule kompensierend wirken.

Eventuell hat sich zur Zeit aus den schulischen Defiziten bereits ein sich selbst aufrechterhaltender Teufelskreis aus geringen Leistungen, der Erfahrung mangelnder Verstärkung und Misserfolgserwartung in der Schule, dem folgenden Rückzug von der Schule und fehlendem Bemühen, die schulischen Defizite aufzuarbeiten, entwickelt. Dadurch fehlt für Bianca auch eine alternative Möglichkeit der Selbstwertstärkung durch schulische Erfolge und darauf aufbauende Zukunftsperspektiven.

Die Überforderung ihrer Mutter mit der Erziehung von Bianca kann auf das regelbrechende Handeln von Bianca auch eher verstärkend wirken, da Bianca so ihrer Mutter gegenüber Autonomie und Stärke erfahren kann.

Bianca verfügt über folgende Ressourcen: gute Intelligenz, Unterstützung durch die Mutter, Fähigkeit, soziale Bindungen einzugehen und sie auch kompetent aufrechtzuerhalten, guter Kontakt zum Vater.

3.2 Verhaltensanalyse am Beispiel einer Episode delinquenten Verhaltens von Bianca (Mikroanalyse)

S

Es besteht die Möglichkeit, eine Tasche mit Geld zu stehlen.

O

Psychische Ebene:

Emotionen: Geltungsdrang, Angst vor Ablehnung von der Peergroup, Wunsch nach Anerkennung von Freunden durch mutiges Verhalten und den Besitz von Dingen, die in der Peergroup als wertvoll anerkannt sind; Wunsch nach einem Erfolgserlebnis, das ihre schulischen Misserfolge ausgleicht.

Kognitionen: Selbstverbalisationen wie: „Ich will dazu gehören."; „Danach bin ich wer."; „Das kann ich wenigstens."

Körperliche Ebene: kalte Hände, Schwitzen, Herzklopfen.

R

Diebstahl

C (*kurzfristige* Konsequenzen)

Befriedigung der oben genannten Wünsche nach Anerkennung

/C (*langfristige* Konsequenzen)

Schwierigkeiten mit Familie und Behörden. Dem folgt eine Aufmerksamkeitsabwendung von der Schule mit den Folgen eines schlechten Schulabschlusses oder des Nichtgelingens eines Schulabschlusses und anschließenden schlechten Berufsaussichten.

4 Multiaxiale Diagnose
(MAS für ICD-10, vgl. Steinhausen 2006)

<u>Achse 1</u>: Eine Diagnose nach ICD-10 kann nicht gestellt werden.

<u>Achse 2</u>: Eine Entwicklungsstörung liegt nicht vor.

<u>Achse 3</u>: Das Intelligenzniveau von Bianca ist insgesamt normal und im sprachlichen Bereich überdurchschnittlich.

<u>Achse 4</u>: Eine körperliche Symptomatik liegt nicht vor.

<u>Achse 5</u>: Abnorme unmittelbare Umgebung: abweichende Elternsituation. Akute belastende Lebensereignisse: Ereignisse, die zur Herabsetzung der Selbstachtung führen.
Chronische zwischenmenschliche Belastungen im Zusammenhang mit Schule und Arbeit: allgemeine Unruhe in der Schule.

<u>Achse 6</u>: Mäßige soziale Anpassung in mindestens einem oder zwei Bereichen.

5 Therapieziele

Therapieziele in Bezug auf Bianca:

- Abbau des delinquenten Verhaltens,
- Stärkung der sozialen Kompetenz, Selbstbehauptung und Selbstsicherheit,
- Verbesserung des schulischen Arbeitsverhaltens,
- Stärkung des Selbstwertgefühls.

Therapieziele in Bezug auf die Eltern von Bianca:

Verbesserung der Erziehungskompetenz der Eltern.

6 Prognose

Entsprechend der sozialen und intellektuellen Kompetenzen und hohen Behandlungsmotivation von Bianca, der Unterstützung der Behandlung durch ihre Mutter und der Möglichkeit, hier zu einem relativ frühen Zeitpunkt intervenieren zu können, wird von einer guten Prognose ausgegangen.

7 Behandlungsplan

Behandlungsplanung in Bezug auf Bianca:

- Abbau des delinquenten Verhaltens: Die Herstellung eines Problembewusstseins für das delinquente Verhalten sowie Selbstbeobachtung (Bianca notiert, in welchen Situationen sie dazu neigt, einen Diebstahl zu begehen und welche Gefühle sie dabei begleiten) und Selbstkontrolle.
- Verbesserung des schulischen Arbeitsverhaltens: Diskussion von Zielen und Zukunftsplänen von Bianca und Verdeutlichung der Bedeutung eines Schulabschlusses für die Zielerreichung. Aufbau von Problemlösefähigkeiten und die schulische Arbeit unterstützenden Selbstinstruktionen.
- Stärkung des Selbstwerterlebens und der Selbsteffizienzerwartung: Gesprächspsychotherapeutische Methoden der Validierung der Person und Perspektiven von Bianca. Kognitive Verhaltenstherapie zur Modifikation selbstabwertender Gedanken und Stärkung des Selbstwerterlebens (vgl. Wilken 2006).
- Anknüpfen an den sozialen Ressourcen von Bianca durch Unterstützung der Kontaktaufnahme zu einer Jugendgruppe, die delinquentes Verhalten nicht befördert (z.B. Sportgruppe, Selbstverteidigungsgruppe für Mädchen, ggf. auch eine Gruppe, in der die sprachlichen Fähigkeiten von Bianca zum Tragen kommen z.B. Jugendtheatergruppe etc.).
- Teilnahme an einem Gruppentrainingsprogramm für Jugendliche (orientiert am Programm von Jugert, Rehder & Notz 2006).

Behandlungsplanung in Bezug auf die Eltern von Bianca:

Die Beratung der Eltern von Bianca umfasst vier Einzelgespräche mit der Mutter und dem Vater von Bianca, in denen mit den Eltern Möglichkeiten erarbeitet werden, Bianca in ihrem Selbstwertgefühl zu stärken, sie in ihren schulischen Bemühungen zu unterstützen und Grenzen zu ziehen.

8 Therapieverlauf

Die Therapeutin-Klientin-Beziehung ist als gut und vertrauensvoll zu bezeichnen. Die Bereitschaft von Bianca zur Zusammenarbeit macht deutliche Fortschritte möglich.

Während der Behandlung und auch in der Zeit des Follow-up tritt Bianca nicht mehr strafrechtlich in Erscheinung. Außerdem gelingt es ihr mit etwas zeitlicher Verzögerung, die Auflagen des Gerichts wegen des Kaufhausstiebstahls zu erfüllen und die 60 Stunden gemeinnütziger Arbeit abzuleisten.

Biancas schulische Schwierigkeiten lassen im Verlauf der Behandlung nach, sie versucht, den verpassten Schulstoff nachzuarbeiten. Es gelingt ihr dennoch nicht, den Hauptschulabschluss zu erreichen. Nach Abschluss der Behandlung entscheidet sich Bianca für den Besuch einer Berufsschule mit dem Berufsziel Friseurin. Hier möchte sie auch den Hauptschulabschluss nachholen. Durch den Schulwechsel erschließt sie sich einen neuen Freundeskreis. Sie trennt sich von ihrem Freund und beginnt eine gemeinnützige Arbeit. Ihr Vorgesetzter äußert sich außerordentlich lobend über sie und Bianca möchte dort noch ein Berufspraktikum absolvieren.

Das Verhältnis zwischen Bianca und ihrer Mutter verbessert sich. Die Mutter begibt sich aus eigenem Antrieb in therapeutische Behandlung, um die Trennung von ihrem Ex-Mann aufzuarbeiten.

Die weitere Prognose für Bianca kann als gut eingeschätzt werden, da durch den Schulwechsel und die Trennung vom Freund der delinquenzunterstützende Einfluss der Peergroup wegfällt und das veränderte Verhalten von Bianca durch ihr neu erworbenes positives Selbstbild gestützt wird.

Angesichts der hohen Arbeitslosigkeitsquote von jungen Menschen mit Hauptschulabschluss ist jedoch noch offen, ob Bianca ihr Berufsziel tatsächlich erreichen wird, welches für die weitere Planung ihrer Zukunft sehr wichtig ist.

9 Literatur zum Praxisbeispiel „Bianca"

Georgi, R. von & Beckmann, D. (2004). SKI Selbstkonzept-Inventar. Göttingen: Hogrefe.

Jugert, G., Rehder, A. & Notz, P. (2006). Soziale Kompetenz für Jugendliche. Grundlagen, Training und Fortbildung. Freiburg: Lambertus.

Steinhausen, Hans-Christoph (2006). Psychische Störungen bei Kindern und Jugendlichen – Lehrbuch der Kinder- und Jugendpsychiatrie. (6. Aufl.). München: Urban & Fischer.

Stiensmeier-Pelster, J., Schürmann, M. & Duda, K. (2000). DIKJ – Depressionsinventar für Kinder und Jugendliche. Göttingen: Hogrefe.

Tewes, U., Rossmann, P. & Schallberger, U. (2000). HAWIK-III Hamburg-Wechsler-Intelligenztest für Kinder. Göttingen: Hogrefe.

Wilken, Beate (2006). Methoden der Kognitiven Umstrukturierung. Ein Leitfaden für die psychotherapeutische Praxis. Stuttgart: Kohlhammer.

Übungsaufgaben zum Praxisbeispiel „Bianca"

Aufgabe 1:

Erstellen Sie ein Bedingungsmodell, in dem sie aufschlüsseln, welche Faktoren vor der Behandlung Bianca darin bestärkt haben, ihr delinquentes Verhalten zu entwickeln.

Aufgabe 2:

Erstellen Sie ein Lösungsmodell, indem sie nach alternativen Möglichkeiten zum delinquenten Verhalten suchen, mit denen Bianca ihre Wünsche nach Zuwendung und Aufmerksamkeit ebenfalls befriedigen könnte. Differenzieren Sie hier sorgfältig, für welche Wünsche von Bianca welche Möglichkeiten zur Bedürfnisbefriedigung geeignet wären und erörtern Sie, wie Bianca die alternativen Möglichkeiten erreichen kann und auf welche Hindernisse sie dabei treffen könnte.

Aufgabe 3 (mit Lösungsvorschlag):

Entwickeln Sie Übungen, durch die Bianca lernen kann, sich selbst besser wertzuschätzen.

Aufgabe 4 (mit Lösungsvorschlag):

Welche weiteren diagnostischen Maßnahmen halten Sie bei Bianca für sinnvoll?

Lösungsvorschläge zu den Übungsaufgaben zum Praxisbeispiel „Bianca"

Lösungsvorschläge zu Aufgabe 3:

- unterstützende Selbstverbalisationen
- Auseinandersetzung mit eigenen Stärken
- Übungen, in denen die eigene Selbsteffizienz unmittelbar erfahren werden kann
- Aufbau von Fertigkeiten, mittels derer die eigene Selbsteffizienz gestärkt werden kann (z.B. Problemlösetraining, Training der sozialen Kompetenz, Training in Fähigkeitsbereichen, in denen Bianca gerne etwas erreichen möchte)
- Übungen im Gruppenkontext: Thematisierung eigener Stärken und Handlungskompetenzen
- ...

Lösungsvorschlag zu Aufgabe 4:

Diagnostik ihrer Stimmung zum Beispiel mittels des DIKJ (Depressionsinventar für Kinder und Jugendliche von Stiensmeier-Pelster, Schürmann & Duda 2000).

Christof (16 Jahre):

Intelligenzminderung
mit Verhaltensstörung

0 Vorinformation

0.1 Soziodemografische Angaben zur Person des Klienten Christof

<u>Alter</u>: 16 Jahre,

<u>Geschlecht</u>: männlich,

<u>Schulbildung</u>: neunte Klasse einer Lernbehindertenschule.

<u>Sozioökonomische Situation der Eltern</u>: Der Vater arbeitet als Finanzbeamter in der kommunalen Finanzverwaltung. Die Mutter arbeitet als Hausfrau. Beide Eltern sind um die 60.

<u>Geschwister</u>: keine

0.2 Angaben zum therapeutischen Rahmen

Christof hat jüngere Mädchen in der Lernbehindertenschule sexuell belästigt und sich dabei auch entblößt. Auf Anraten des Schulrektors überweist ihn der behandelnde Hausarzt in kinderpsychologische Behandlung. Christof wird anschließend von einer Psychotherapeutin über fünfeinhalb Monate ambulant in wöchentlich stattfindenden Einzelsitzungen behandelt. Acht Wochen nach Abschluss der Behandlung erfolgt ein Follow-up.

0.3 Therapeutisch relevante Zusatzinformationen

Die fachärztliche Abklärung erfolgt durch einen Facharzt für Psychiatrie. Die Befunde der körperlichen Untersuchungen inklusive des entwicklungsneurologischen und neurophysiologischen Befunds sind, außer einer verfrühten Geschlechtsreife, unauffällig. Christof nimmt keine Medikamente ein. Es lassen sich in der Anamnese keine wesentlichen Vorerkrankungen und auch keine früheren Behandlungen aufgrund der psychischen Auffälligkeiten von Christof eruieren.

Der aktuelle psychopathologische Befund wird durch die behandelnde Psychotherapeutin erhoben. Christof zeigt sich dabei bewusstseinsklar, voll orientiert und mit guter Aufmerksamkeit und Konzentrationsfähigkeit. Sein Gedächtnis ist nicht beeinträchtigt. Es lassen sich keine Störungen des formalen und inhaltlichen Denkens und auch keine Auffälligkeiten seiner Affektivität feststellen. Suizidalität besteht nicht. Antrieb und Psychomotorik sind unauffällig. Die Intelligenz ist leicht beeinträchtigt. Es gibt keine Hinweise auf Störungen der circadianen Rhythmik und des Schlafs.

0.4 Formale Diagnose (nach ICD-10-GM)

F70.1 Leichte Intelligenzminderung mit deutlicher Verhaltensstörung, die Beobachtung oder Behandlung erfordert.

0.5 Differenzialdiagnostische Abklärung

F65.2 Exhibitionismus. Von der Diagnose eines Exhibitionismus wird hier zunächst abgesehen, da verschiedene Definitionskriterien des Exhibitionismus nach ICD-10-GM nicht erfüllt sind. So sind die Mädchen Christof nicht fremd, es ist nicht klar, welche Art von Kontakt Christof wünscht und wie er sein Handeln empfindet.

1 Zusammengefasste Exploration

1.1 Beschreibung der aktuellen Symptomatik des Klienten

Aus der Perspektive von Christof: Christof beschreibt, dass er in der Schule aufgrund seines Aussehens gehänselt wird und dass die anderen SchülerInnen ihn nicht mögen. Über sein exhibitionistisches Verhalten berichtet er nur zögerlich und auf Nachfrage. Er geht davon aus, dass es den betroffenen Mädchen „nichts ausmacht".

Aus der Perspektive der Eltern: Nach Aussage der Eltern habe Christof mehrfach nach Schulschluss im Vorraum der Toilette und in der Nähe des Heizungskellers Mädchen der unteren Klassen im Alter von ca. elf Jahren seinen Penis gezeigt und ihnen gesagt, sie sollen diesen anfassen und streicheln. Dabei sei Christof nicht weiter zudringlich geworden. Er habe nur versucht, die Mädchen zu überreden. Nach Angaben der betroffenen Mädchen erfolgten diese Annäherungen seit dem Schulbeginn vor vier

Monaten. Allerdings sind die Mädchen selbst erst seit dieser Zeit auf der Schule.

1.2 Lebensbedingungen des KIienten

Christof lebt mit seinen Eltern in einer kleinen Mietwohnung in einem mittelständischen Stadtteil. Christof besucht die Lernbehindertenschule mit sehr mäßigen Schulleistungen. Seine Eltern streben an, dass Christof einen qualifizierten Hauptschulabschluss erreicht.

1.3 Angaben über die Verhaltensbeobachtungen durch die Therapeutin

Christof ist sehr ordentlich, aber altmodisch gekleidet und recht verlegen. In dem Gespräch mit der Therapeutin verhält er sich sehr zurückhaltend. Die Sprache von Christof ist entsprechend seiner Lernbehinderung eher einfach. Den Eltern ist die ganze „Angelegenheit" sichtlich sehr unangenehm.

Christof nimmt zunächst wenig Kontakt zur Therapeutin auf. Erst nachdem seine Eltern den Raum verlassen haben, nimmt er eine Beziehung zur Therapeutin auf.

2 Befunde aus psychodiagnostischen Verfahren

Erfassung der Intelligenz:

Die Intelligenzprüfung erfolgt mittels des HAWIK-III (Tewes, Rossmann & Schallberger 2000) und ergibt einen IQ von 67, der auf eine leichte Intelligenzminderung hinweist.

Erfassung des Selbstbildes:

Im Fragebogen zu Stärken und Schwächen (SDQ-Deu, Steinhausen 2002, S. 328–329) berichtet Christof über Nervosität und Unruhe sowie über Verhaltensprobleme mit Gleichaltrigen. Er selbst schätzt sich darin als prosozial gegenüber anderen Kindern und Jugendlichen ein.

3 Verhaltens- und Bedingungsanalyse

3.1 Multidimensionale Bedingungsanalyse der intellektuellen Einschränkungen und Verhaltensprobleme von Christof (Makroanalyse)

<u>Prädisponierend</u> auf körperlicher Ebene sind eventuell organische Schädigungen, die Christofs Lernbehinderung zu Grunde liegen. Auf kognitiver Ebene könnten fehlende Kenntnisse über sexualkundliche Inhalte und über die adäquate Aufnahme sozialer Kontakte prädisponierend wirken. Auf emotionaler Ebene erlebt Christof eine Beeinträchtigung seines Selbstwertgefühls durch die schulische Überforderung.

<u>Auslösend</u> für das sexualisierte Verhalten von Christof gegenüber jüngeren Mädchen sind seine Anspannung und sein Gefühl der Kränkung nach Hänseleien durch Altersgenossen und der Erfahrung, von gleichaltrigen Mädchen nicht beachtet zu werden. Hinzu kommen die sozialen Ängste von Christof vor gleichaltrigen Mädchen und sein Wunsch, durch Übergriffe auf jüngere Mädchen Macht zu erleben. Eine weitere auslösende Bedingung mit beeinträchtigenden Auswirkungen auf sein Selbstwerterleben könnte die schulische Überforderung sein.

<u>Aufrechterhaltend</u> ist auf psychischer Ebene die Erfahrung von Christof, durch sein sexualisiertes Handeln Aufmerksamkeit zu erregen und sich dadurch als wirksam und machtvoll zu erleben.

Aus Angst vor weiteren Hänseleien und wegen sozialen Ängsten zieht Christof sich vor gleichaltrigen Jugendlichen zurück. So hat er kaum noch Kontakt zu Altersgenossen, die ihm Modelle adäquaten sozialen Handelns bieten und ihn unterstützen könnten. Damit bleiben die sozialen Defizite von Christof bestehen.

Als <u>Ressource</u> von Christof ist sein Wille zu werten, sich gegenüber anderen freundlich zu verhalten.

3.2 Verhaltensanalyse am Beispiel des sexualisierten Handelns von Christof (Mikroanalyse)

S

Christof trifft in einer nicht von Weitem einsehbaren Ecke des Schulhofs eine jüngere Schülerin, die ebenfalls eine Lernbehinderung hat.

O

Psychische Ebene:

Emotionen: Gefühl der Demütigung und Ärger aufgrund der Hänseleien durch andere SchülerInnen, Gefühle der Langeweile, Bedürfnis nach körperlicher Zuwendung, Machtbedürfnis,

Körperliche Ebene: sexuelle Erregung.

R

Christof nähert sich einem jüngeren lernbehinderten Mädchen an, er entblößt seinen Penis und fordert das Mädchen auf, ihn zu berühren.

C (*kurzfristige* Konsequenzen)

Das betroffene Mädchen erschrickt. Christof erlebt sich entsprechend als machtvoll, was ihn befriedigt.

/C (*langfristige* Konsequenzen)

Durch seine Ängste und seinen sozialen Rückzug von gleichaltrigen Jugendlichen kann Christof seine sozialen Lerndefizite nicht aufholen. Seine sexuellen Übergriffe verletzen die Grenzen der betroffenen Mädchen und führen nach Bekanntwerden zu aversiven Konsequenzen für Christof (deutliche Ermahnungen und Androhung weiterer Sanktionen durch Eltern und Lehrkräfte).

4 Multiaxiale Diagnose
(MAS für ICD-10, vgl. Steinhausen 2006)

Achse 1: Mit Ausnahme der Intelligenzminderung, die auf Achse 3 diagnostiziert wird, liegt keine weitere Störung nach ICD-10 vor.

Achse 2: Es liegt keine Entwicklungsstörung vor.

Achse 3: Mit einem IQ von 67 liegt eine leichte Intelligenzminderung mit deutlicher Verhaltensstörung, die Beobachtung oder Behandlung erfordert, vor (F70.1).

Achse 4: Es liegt keine körperliche Erkrankung vor.

Achse 5: Akute belastende Lebensereignisse: Ereignisse, die zur Herabsetzung der Selbstachtung führen.

Chronische zwischenmenschliche Belastung im Zusammenhang mit Schule: Streitbeziehung mit Schülern.

Achse 6:

Mäßige soziale Beeinträchtigung in mindestens einem oder zwei Bereichen (hier: Beziehung zu Gleichaltrigen und schulische Anpassung).

5 Therapieziele

Therapieziele in Bezug auf Christof:

- Beendigung des sexuell belästigenden Verhaltens,
- Aufbau angemessener Beziehungen von Christof zu Mädchen seiner Altersgruppe,
- Wissensvermittlung über Sexualkunde,
- Aufbau eines angemessenen Sexualverhaltens,
- Reduktion der schulischen Überforderung.

Therapieziele in Bezug auf die Eltern von Christof:

- Stärkung der Erziehungskompetenz der Eltern von Christof, insbesondere in Bezug der Aufklärungsfähigkeit über Sexualität, und Rücknahme der überhöhten Leistungserwartungen an Christof.

Therapieziele in Bezug auf die Schule von Christof:

- Vermeidung einer Stigmatisierung von Christof,
- Schutz der Schülerinnen vor sexuellen Übergriffen und bedarfsorientierte Unterstützung der Mädchen, die von Christof belästigt worden sind.

6 Prognose

In Anbetracht der abhängigen Situation von Christof und der Möglichkeiten, sein Verhalten in der Schule zu überwachen, ist zu erwarten, dass eine Verhinderung seines sexualisierten Verhaltens in der Schule gelingen kann. Auch ist zu erwarten, dass Christof durch ein gezieltes soziales und sexualpädagogisches Training sein soziales und sexuelles Wissen erweitern kann. Gleichzeitig geht es bei der Behandlung von Christof aber auch um das Erreichen einer Passung zwischen einerseits seinen Fähigkeiten und Bedürfnissen und andererseits den Anforderungen seiner Umwelt. Es kann nicht abgeschätzt werden, inwieweit die Eltern von Christof ihre Ansprüche an ihn bezüglich des Erreichens eines qualifizierten Hauptschulabschlusses reduzieren können und inwieweit in der Schule von Christof ein Rahmen gegeben werden kann, in dem Christof eine Kontrolle seines sexualisierten Verhaltens erlernen kann und möchte. Zu dem Verlauf des sexualisierten Handelns von Christof kann zum derzeitigen Forschungsstand keine allgemeine prognostische Einschätzung abgegeben werden (vgl. Penix & Pickett 2006).

7 Behandlungsplan

Behandlungsplanung in Bezug auf Christof:

Die Interventionen setzen an den Bedingungen des problematischen sexualisierten Handelns von Christof an:

S

Stimuluskontrolle und Reaktionsverhinderung durch räumliche Veränderungen in der Schule sowie eine Kontrolle durch den Hausmeister, ob die Schule nach Schulschluss verlassen wurde. Des Weiteren wird stärker kontrolliert, dass Christof nach Unterrichtsschluss gleich nach Hause kommt.

R

Psychoedukation: Christof wird sexualkundliches Wissen vermittelt. So wird mit ihm besprochen, wo und wie er sich selbst befriedigen kann, was ein „angemessenes" Sexualverhalten ist etc. Auch die Eltern werden in die Aufklärungsgespräche mit einbezogen, um so der Tabuisierung des Themas entgegen zu wirken. Darüber hinaus werden Veränderungen von Christofs äußerer Erscheinung (Outfit, Frisur) besprochen und umgesetzt, so dass er in Zukunft nicht mehr wegen seines Aussehens gehänselt wird. Im Rahmen eines Trainings der sozialen Kompetenz wird geübt, wie Christof angemessene Kontakte zu Mädchen aufbauen kann. Auch die schulische Überforderung wird reduziert. Von dem Ziel des Hauptschulabschlusses wird Abstand genommen. Als weitere schulische Maßnahme wird ein Berufsvorbereitungsjahr (BVJ) für das nächste Schuljahr geplant.

C

Christof wird für die aktive Mitarbeit in der Therapie und für Schritte in Richtung der formulierten Therapieziele sozial und materiell verstärkt. Zudem lernt er, sich selbst durch positive Selbstverbalisationen für Erfolge im Sinne der Therapieziele zu verstärken.

Behandlungsplanung in Bezug auf die Eltern von Christof:

Es werden Elterngespräche geführt, in denen über die Schwierigkeiten von Christof und deren Konsequenzen aufgeklärt wird und mittels Informationen über sexuelle Entwicklungen bei Jugendlichen Möglichkeiten geschaffen werden sollen, dass die Eltern mit Christof auch über sexuelle Themen sprechen können. In den Gesprächen mit den Eltern wird des Weiteren die Überforderung von Christof durch die Leistungserwartungen der Eltern thematisiert und es werden Möglichkeiten erarbeitet, wie die Eltern Christof adäquat unterstützen und fördern können.

Behandlungsplanung in Bezug auf die Schule von Christof:

In Gesprächen mit den LehrerInnen der Schule von Christof werden diese psychoedukativ über Christofs Handeln aufgeklärt. Des Weiteren werden Möglichkeiten des Schutzes für die jüngeren Schülerinnen erarbeitet und es wird die Thematisierung von sexualpädagogischen Inhalten (ggf. mit Unterstützung einer externen sexualpädagogischen Organisation) im Unterricht angeregt.

8 Therapieverlauf

Die Therapeutin-Klient-Beziehung kann als befriedigend bezeichnet werden. Die Eltern zeigen sich im Kontakt zur Therapeutin während der gesamten Behandlung eher reserviert, da sie sich durch die Thematik beschämt fühlen und ihnen Gespräche über Sexualität schwer fallen.

Im Verlauf der Therapie tritt nach Auskunft der Eltern und der Lehrkräfte kein übergriffiges sexualisiertes Handeln von Christof mehr auf. Auch fällt es Christof im Verlauf der Therapie zunehmend leichter, über sexuelle Inhalte zu sprechen und sich auch selbst zu befriedigen. In Bezug auf sein Äußeres wird Christof seinen gleichaltrigen Mitschülern ähnlicher. Eine feste Freundin findet er trotz seines entsprechenden Wunsches nicht.

9 Literatur zum Praxisbeispiel „Christof"

Brack, U. (Hrsg.) (1986). Frühdiagnostik und Frühtherapie. Psychologische Behandlung von entwicklungs- und verhaltensgestörten Kindern. München: Urban & Schwarzenberg.
Gruber, T. (2006). Ratgeber für den Umgang mit sexuell auffälligen Jungen. Düsseldorf: Ministerium für Generationen, Familie, Frauen und Integration des Landes Nordrhein-Westfalen.
Penix, T. & Pickett, L. (2006). Other Paraphilias. In: Fisher, J. E. & O'Donnohue, W. T. (Hrsg.). Evidence-Based Psychotherapy. New York: Springer. S. 478–493.
Philipps, I.-M. (2005). Sexualität und Grenzverletzungen. Grundlegendes über sexuelle Übergriffe im Kontext sexueller Entwicklung von Mädchen und Jungen aus sexualpädagogischer Initiative.
www.kinderschutz-zentren.org/pdf/vortrag_philipps_kiel_05.pdf (Meldung vom 14.12.2007).
Reinecker, H. (1993). Grundlagen der Verhaltenstherapie. Weinheim: Beltz.
Steinhausen. H.-Ch. & Aster, v. P. (Hrsg.). (1994). Handbuch Verhaltenstherapie und Verhaltensmedizin bei Kindern. Weinheim: Beltz.
Steinhausen, H.-C. (2002). Psychische Störungen bei Kindern und Jugendlichen (5. Aufl.). München & Jena: Urban & Fischer.
Steinhausen, H.-C. (2006). Psychische Störungen bei Kindern und Jugendlichen (6. neu bearb. Aufl.). München & Jena: Urban & Fischer.
Tewes, U., Rossmann, P. & Schallberger, U. (2000). HAWIK-III Hamburg-Wechsler-Intelligenztest für Kinder. Göttingen: Hogrefe.
Zielke, M. & Sturm, J. (Hrsg.). (1994). Stationäre Verhaltenstherapie. Weinheim: Beltz.

Übungsaufgaben zum Praxisbeispiel „Christof"

Aufgabe 1:

Führen Sie im Rollenspiel eine Aufklärung der Eltern von Christof bezüglich seiner Symptomatik und ihrer Behandlung durch.

Rollen: Mutter von Christof, Vater von Christof, TherapeutIn, zwei BeobachterInnen und ein/-e ProtokollantIn.

Instruktion für die BeobachterInnen: Bitte achten Sie bei der Beobachtung des Rollenspiels sowohl auf inhaltliche Aspekte (Vermittlung eines Modells für die Probleme von Christof und der Thematisierung von Sexualität), als auch auf interaktionale Aspekte.

Aufgabe 2:

Erstellen Sie ein Diagramm, das diejenigen Personen beinhaltet, die in dem Fall involviert sind und diskutieren Sie die Ziele, die alle Beteiligten in dieser Situation haben.

Hierbei sollten die Positionen von Christof, seinen Eltern, der Therapeutin, der Lehrkräfte, des Rektors/ der Rektorin der Schule von Christof, der MitschülerInnen von Christof und deren Eltern dargestellt werden.

Aufgabe 3:

Führen Sie im Rollenspiel eine Aufklärung der LehrerInnen von Christof bezüglich seiner Symptomatik durch und erarbeiten Sie im Gespräch Umgangsmöglichkeiten mit Christof und Möglichkeiten des Schutzes für die jüngeren Schülerinnen.

Rollen: LehrerInnen von Christof, TherapeutIn, zwei BeobachterInnen und ein/-e ProtokollantIn.

Instruktion für die BeobachterInnen: Bitte achten Sie bei der Beobachtung des Rollenspiels sowohl auf inhaltliche Aspekte (insbesondere die Erarbeitung von Handlungsmöglichkeiten für die Lehrkräfte), als auch auf interaktionale Aspekte.

Aufgabe 4:

Recherchieren Sie, welche Institutionen in Ihrer Nähe Unterrichtsbesuche zu sexualpädagogischen Themen anbieten und diskutieren Sie, ob und wenn ja welche sexualpädagogische Institution Sie im beschriebenen Praxisbeispiel konsultieren würden.

Aufgabe 5:

Diskutieren Sie in Kleingruppen die Möglichkeiten, die sozialen Ressourcen von Christof sinnvoll zu fördern.

Petra (16 Jahre):

Adipositas

0 Vorinformation

0.1 Soziodemografische Angaben zur Person der Klientin Petra

<u>Alter</u>: 16 Jahre,

<u>Geschlecht</u>: weiblich,

<u>Schulbildung</u>: neunte Realschulklasse,

<u>Geschwister</u>: drei Schwestern.

0.2 Angaben zum therapeutischen Rahmen

Petra lebt in einem Mädchenwohnheim. Die betreuende Sozialpädagogin beschreibt aktuell folgende Probleme: Petra leidet an Essattacken, starkem Übergewicht und ist insgesamt emotional belastet. Durch den für das Mädchenwohnheim zuständigen Hausarzt wird Petra zu einer Psychotherapeutin überwiesen. Von dieser wird Petra 6 Monate ambulant mit wöchentlich stattfindenden Einzelgesprächen behandelt. Acht Wochen nach Beendigung der Therapie findet ein Follow-up statt.

0.3 Therapeutisch relevante Zusatzinformationen

Die Abklärung der körperlichen Befunde erfolgt durch einen Facharzt für Psychosomatische Medizin. Insgesamt sind die Befunde der körperlichen Untersuchungen inklusive des entwicklungsneurologischen und neurophysiologischen Befunds bis auf das Übergewicht unauffällig. Der Body-Maß-Index (BMI) beträgt 35. Es liegen keine wesentlichen Vorerkrankungen vor. Petra nimmt zum Zeitpunkt der Überweisung sowohl verschreibungspflichtige als auch nicht verschreibungspflichtige Medikamente zur Regulation ihres Übergewichts ein. Mit Ausnahme der Verschreibung der Medikamente durch ihren Hausarzt ist Petra vor der aktuellen Psychotherapie nicht wegen ihres Übergewichts behandelt worden.

Der aktuelle psychopathologische Befund wird durch die behandelnde Psychotherapeutin erhoben. Petra zeigt sich dabei bewusstseinsklar, voll orientiert und mit guter Aufmerksamkeit und Konzentrationsfähigkeit.

Ihr Gedächtnis ist nicht beeinträchtigt. Es lassen sich auch keine Störungen des formalen und inhaltlichen Denkens feststellen. Petra erscheint bedrückt und sie berichtet auch, dass es ihr schwer falle, sich für Aktivitäten zu motivieren. Suizidalität verneint sie. Ihre Intelligenz liegt innerhalb der statischen Norm. Die circadiane Rhythmik von Petra ist nicht beeinträchtigt.

0.4 Formale Diagnose (nach ICD-10-GM)

F50.4 Essattacken bei sonstigen psychischen Störungen. Das Übergewicht stellt hier eine Folge übermäßigen Essens als Reaktion auf belastende Ereignisse dar.

E66.0 Adipositas durch übermäßige Kalorienzufuhr. Ein BMI von 35 entspricht einer Adipositas Grad II und ist damit nach der Klassifikation der WHO behandlungsbedürftig.

0.5 Differenzialdiagnosen

Übergewicht als Ursache einer psychischen Störung unter F38 (sonstige affektive Störungen) oder F41.2 (Angst und depressive Störung, gemischt)

1 Zusammengefasste Exploration

1.1 Beschreibung der aktuellen Symptomatik der Klientin

Aus Sicht von Petra: Petra berichtet, dass die Symptomatik seit dem Tod der Mutter bestehe. Früher habe sie nur ein leichtes Übergewicht gehabt. Verstärkt seien die Essattacken nach einer „unglücklichen Verliebtheit" in einen Jungen aufgetreten. Zum aktuellen Essverhalten sagt sie, dass sie meistens in den Supermarkt ginge, um Chips und Süssigkeiten etc. zu kaufen, wenn sie sich geärgert habe, traurig sei oder nichts zu tun habe. Anschließend würde sie diese dann in ihrem Zimmer essen. Wenn der Supermarkt schon geschlossen sei, würde sie schauen, ob sie im Kühlschrank der Gruppe etwas finden würde. Auch würde sie sehr schnell „in sich hinein" essen.

1.2 Lebensbedingungen der KIientin

Petra berichtet, sie habe bis zu ihrem 14. Lebensjahr mit den drei Schwestern bei den Eltern gelebt. Nach dem Tod der Mutter sei der Vater dann mit der Erziehung der Kinder überfordert gewesen, so dass Petra in ein Wohnheim habe ziehen müssen.

1.3 Angaben über die Verhaltensbeobachtungen durch die Therapeutin

Petra wirkt insgesamt emotional belastet. Gegenüber der Therapeutin verhält sie sich sehr freundlich, aber zurückhaltend. Die Sprache der Klientin ist insgesamt unauffällig. Petra nimmt verbal und nonverbal guten Kontakt zur Therapeutin auf und zeigt sich sehr bereit, mit der Therapeutin zu arbeiten.

2 Befunde aus psychodiagnostischen Verfahren und aus dem klinischen Interview

a) Übergewicht: Body-Maß-Index (BMI): Der BMI wird in dreiwöchentlichen Abständen im Verlauf der psychotherapeutischen Behandlung erhoben.

b) Essverhalten: systematische Selbstbeobachtung, Fragebogen zum Essverhalten (FEV, Pudel & Westenhöfer 1989). Die Auswertung des FEV zu Beginn der Behandlung ergibt, dass Petra versucht, ihr Essverhalten zu kontrollieren und dass sie das Essen u.a. zur Emotionsregulierung einsetzt.

c) Die orientierende Intelligenzprüfung mittels der Standard Progressive Matrices (SPM, Raven 1998) ergibt einen IQ-Wert von 98.

d) Das Strukturierte Klinische Interview für DSM-IV (SKID –I/II, Wittchen, Zaudig & Fydrich 1997) ergibt Hinweise auf die emotionalen Belastungen von Petra, kann aber die Diagnose einer depressiven Störung ausschließen.

e) Im Problemfragebogen für Jugendliche (PFJ, Roth, Süllwold & Berg 1967) ergeben sich Hinweise auf Selbstabwertung.

3 Verhaltens- und Bedingungsanalyse

3.1 Multidimensionale Bedingungsanalyse der emotionalen Belastungen und der Schwierigkeiten im Essverhalten von Petra (Makroanalyse)

Prädisponierend auf psychischer Ebene sind Verlusterlebnisse und die Erfahrung, dass Essen in solchen Situationen Ablenkung bringen und angenehme Gefühle hervorrufen kann. Eventuell sind die geringen Erfahrungen mit Jungen (Petra besucht eine Mädchenschule und ist mit Schwestern aufgewachsen) mit prädisponierend für die mangelnde Erfahrung von Petra in der Kommunikation mit Jungen.

Auslösende Bedingungen auf psychischer Ebene sind der Verlust der Mutter sowie die emotionale Belastung aufgrund der Zurückweisung durch den Jungen, der ihre „erste Liebe" ist. Auf biologischer Ebene können als auslösende Bedingungen die körperlichen Veränderungen im Rahmen der Pubertät sowie die damit verbundene erhöhte Aufmerksamkeit auf den eigenen Körper genannt werden.

Aufrechterhaltend auf psychischer Ebene wirkt die kurzfristige Befriedigung durch das Essen. Die ablehnenden Reaktionen des Jungen, in den sich Petra verliebt hat, auf ihr Übergewicht führen zu einer Selbstabwertung und Frustration von Petra, der sie mit erneutem Essen begegnet, welches weitere Selbst- und Fremdabwertungen zur Folge hat. Damit entsteht ein Teufelskreis aus Essen zur Belastungsbewältigung und erneuten sozialen Belastungen.

Als Ressourcen von Petra sind ihr Interesse und ihre hohe Motivation für eine Veränderung ihrer derzeitigen problematischen Situation, insbesondere ihres Essverhaltens, zu nennen, ihr Interesse an Lesen, Musik und auch Sport (Petra ist als Kind gerne geschwommen) sowie ihre Fähigkeit, ihrem eigenen Verhalten reflexiv gegenüber zu treten.

3.2 Verhaltensanalyse am Beispiel einer Episode übermäßigen Essens (Mikroanalyse)

S

Petra ist alleine zu Hause, kein Programm, keine Aufgaben, keine Ablenkung durch andere.

O

Psychische Ebene:

Emotionen: Langeweile, Frustration,

Kognitionen: Selbstabwertende Selbstverbalisationen wie: „Mich mag eh keiner", „Es ist eh schon egal, was ich esse, weil ich fett bin und es auch bleibe."

Körperliche Ebene: biologische Veränderungen des Körpers im Rahmen der Pubertätsentwicklung.

R

Kauf von Süssigkeiten und Knabbergebäck, Essen der eingekauften Nahrungsmittel oder der Lebensmittel im Kühlschrank der Wohngruppe.

C (*kurzfristige* Konsequenzen)

Entlastung und Befriedigung

/C (*langfristige* Konsequenzen)

Gewichtszunahme, Ärger mit den Mitbewohnerinnen wegen des leeren Kühlschranks, erneute Frustration aufgrund des Übergewichts.

4 Multiaxiale Diagnose
(MAS für ICD-10, vgl. Steinhausen 2006)

Achse 1: F50.4 Essattacken bei sonstigen psychischen Störungen, das heißt Übergewicht in Folge übermäßigen Essens als Reaktion auf belastende Ereignisse.

Achse 2: Eine Entwicklungsstörung liegt nach den vorliegenden Daten nicht vor.

Achse 3: Das Intelligenzniveau ist normal.

Achse 4: E66.0 Adipositas durch übermäßige Kalorienzufuhr.

Achse 5: Abnorme unmittelbare Umgebung: Erziehung in einer Institution.

Akut belastende Lebensereignisse: Ereignisse, die zur Herabsetzung der Selbstachtung führen.

Achse 6: Leichte soziale Beeinträchtigung.

5 Therapieziele

Therapieziele in Bezug auf Petra:

– Behandlung der Adipositas durch einen Aufbau angemessenen Essverhaltens,

- langfristige Gewichtsreduktion (Ernährungsberatung, spezielle Diät),
- Wiederaufnahme der körperlichen Bewegung: zum Beispiel Aufbau sportlicher Aktivitäten, langsames Absetzen der Medikation,
- Rückfallprophylaxe beziehungsweise Entwicklung von Copingstrategien zum Umgang mit Rückfallsituationen (in denen Petra übermäßig viel isst),
- Aufbau von alternativen Verhaltensweisen (z.B. lesen statt essen),

– Aufbau sozialer Kompetenz im Umgang mit Jungen,
– Bewältigung des Todes der Mutter.

6 Prognose

Die Möglichkeiten, durch ein verhaltenstherapeutisches Gewichtsreduktionsprogramm während der ersten Behandlungsmonate Übergewicht zu reduzieren, sind als gut einzuschätzen. Große Aufmerksamkeit ist dabei auf ein Rückfallmanagement zu richten, da die meisten KlientInnen innerhalb von drei bis fünf Jahren nach der Therapie erreichte Gewichtsreduktionen wieder verlieren (vgl. Moore & Bowers 2006). Wichtig ist zu beachten, dass Petra lernt, ein ihr angenehmes Alternativverhalten zum Essen aufzubauen, damit sich aus einer ausschließlichen und starken Fokussierung auf das Essen nicht eine andere Essstörung (wie z.B. eine Bulimie) entwickelt.

Kognitiv-Behaviorale Trainings der sozialen Kompetenz haben sich als effektiv erwiesen. Hier ist davon auszugehen, dass in der Behandlung erreichte Fortschritte sich nach der Behandlung nicht nur stabilisieren, sondern dass die Klientin auch ohne therapeutische Unterstützung ihre sozialen Kompetenzen weiterentwickeln wird (vgl. Harb & Heimberg). Auch eine therapeutische Unterstützung der Bewältigung des Todes der Mutter ist als sinnvoller Behandlungsansatz zu bewerten (vgl. Mancini & Bonanno 2006).

7 Behandlungsplan

Behandlungsplanung in Bezug auf Petra:

Therapie der Adipositas: Im Rahmen der Therapie werden Therapiebausteine gängiger Therapieprogramme der Adipositastherapie (z.B. Warschburger 2001) eingesetzt. Nach einer Ernährungsberatung und einer psychoedukativen Vermittlung des Kreislaufes zwischen Langeweile, beeinträchtigten Selbstwertgefühl und übermäßigem Essen setzt die Behandlung Befunden der Verhaltensanalyse an:

S

Reaktionsverhinderung durch Abschließen des Kühlschranks, freiwilliges Fremdverwahren des Taschengeldes, Einkäufe nur mit unterstützender Freundin, Vermeidung von einsamen, langweiligen Situationen, Vermeiden von Situationen, in denen Essen unkontrolliert stattfinden kann, Festlegung von Essenszeiten, Essensplan.

R

– Aufbau angemessenen Essverhaltens, Aufstellen eines Ernährungsplans: das heißt langsam kauen, Portionen vorgeben, gesunde Nahrungsmittel kennen lernen und in den Ernährungsplan einbauen, zu festen Zeiten essen, über den Tag verteilte Essenszeiten festlegen, dabei Zwischenmahlzeiten einplanen.
– Diät: hypokalorische Mischkost: 1500 kcal (25 % Fett, 50 % komplexe Kohlenhydrate, 25 % Eiweiß), bei der ein langsamer Gewichtsverlust von ca. 0,5 kg/Woche zu erwarten ist.
– Absetzen der Medikation im Rahmen eines vierwöchigen Plans, in dem die Medikamente ausgeschlichen werden.
– Alternativverhalten zum Essen aufbauen: das heißt bei Einsamkeit und Langeweile: Schwester oder Lieblingstante anrufen oder zur Freundin ins Zimmer gehen, ein Entspannungsbad nehmen, den Körper mit angenehm duftender Körpermilch pflegen.
– Aufbau von attraktivem Freizeitverhalten.
– Aufbau von Bewegungsverhalten: regelmäßige Discobesuche, spezielle Aerobic-Kurse besuchen, Fahrradfahren und Wassergymnastik.
– Umgang mit besonderen Esssituationen: (z.B. Einladung bei einer Party).

– Umgang mit Rückfällen: kurzzeitige Rückfälle in ein Essverhalten, welches Petras Zielen nicht entspricht, werden entkatastrophisiert und es werden Möglichkeiten erarbeitet, sich nach einem Rückfall Unterstützung zu suchen und zu einem Essverhalten zurückzufinden, welches den Zielen von Petra besser entspricht.

C

Selbstverstärkung von angemessenem Essverhalten durch bestärkende Selbstverbalisationen.
– Selbst- und Fremdverstärkung bei Gewichtsabnahme.

Weitere Therapieelemente sind:
– Aufbau von sozialkompetentem Verhalten, speziell im Umgang mit den Jungen der neuen Klasse durch Rollenspiele und Verhaltensübungen,
– psychotherapeutische Gespräche zur Bewältigung des Verlustes der Mutter.

8 Therapieverlauf

Die Therapeutin-Klientin-Beziehung kann als sehr gut bezeichnet werden. Petra baut während der Therapie zu der Therapeutin eine enge und vertrauensvolle Beziehung auf, die sich für den Behandlungszeitraum als tragfähig erweist.

Die Behandlung fokussiert entsprechend dem Behandlungsauftrag der Klientin zunächst auf der Reduktion des Übergewichts. Im Laufe der Behandlung werden auch Übungen der sozialen Kompetenz mit einbezogen.

Nach Ablauf der sechseinhalb Monate ist eine deutliche Gewichtsabnahme erfolgt (BMI: 30). Auch im Umgang mit Jungen schätzt sich Petra als kompetenter ein. Begünstigend für diese Therapieerfolge wirken die hohe Motivation der Klientin, ihr hoher Leidensdruck und ihr Verständnis für die Entstehung und Aufrechterhaltung ihrer Probleme.

Die Bewältigung des Todes der Mutter gelingt in dieser Therapie nicht gut, weil innerhalb des zeitlich eng gesteckten Rahmens der Schwerpunkt der Behandlung auf das Essverhalten und die Förderung der sozialen Kompetenz von Petra gerichtet ist.

Prognostische Einschätzung nach der Behandlung

Die Prognose ist insgesamt aufgrund der Verbesserung der sozialen Kompetenzen von Petra sowie ihrer hohen Motivation, weiterhin bewusst auf ihr Essverhalten zu achten, eher positiv zu bewerten. Weitere therapeutische Sitzungen in größeren zeitlichen Abständen sind dringend zu empfehlen, um einer Rückfallgefahr vorzubeugen und gegebenenfalls ein Rückfallmanagement zu fördern.

Auch sollte Petra zu einem späteren Zeitpunkt nochmals versuchen, den Tod der Mutter zu verarbeiten, da dieses Thema Petra weiterhin beschäftigt.

9 Literatur zum Praxisbeispiel „Petra"

Brack, U. (Hrsg.) (1993). Frühdiagnostik und Frühtherapie. Psychologische Behandlung von entwicklungs- und verhaltensgestörten Kindern. (2. Aufl.). Weinheim: Psychologie-Verlags-Union.

Brezinka, V. (1991). Verhaltenstherapeutische Behandlung von Übergewicht bei Kindern und Jugendlichen. Zeitschrift für Klinische Psychologie, 20. S. 205–225.

Harb, G. C. & Heimberg, R. G. (2006). Social Anxiety Disorder. In: Fisher, J. E. & O'Donnohue, W. T. (Hrsg.). Evidence-Based Psychotherapy. New York: Springer. S. 668–677.

Mancini, A. D. & Bonanno, G. A. (2006). Bereavement. In: Fisher, J. E. & O'Donnohue, W. T. (Hrsg.). Evidence-Based Psychotherapy. New York: Springer. S. 122–130.

Michel-Drees, A. (1984). Ernährungstraining für übergewichtige Kinder. Bonn: Arbeitsgemeinschaft Hauswirtschaft.

Moore, B. A. & Bowers, A. (2006). Weigh Loss. In: Fisher, J. E. & O'Donnohue, W. T. (Hrsg.). Evidence-Based Psychotherapy. New York: Springer. S. 734–743.

Petermann, F. (2002). Lehrbuch der klinischen Kinderpsychologie und -psychotherapie. (5. korr. Aufl.). Göttingen, Bern, Toronto, Seattle: Hogrefe.

Roth, H., Süllwold, F. & Berg, M. (1967). Problemfragebogen für Jugendliche. Göttingen: Hogrefe.

Pudel, V. & Westhöfer, J. (1989). Fragebogen zum Eßverhalten. Göttingen Hogrefe.

Raven, J. C. (1998). Standard Progressive Matrices (SPM). (inkl. Manual). Göttingen: Hogrefe.

Reinecker, H. (1994). Grundlagen der Verhaltenstherapie. (2. überarb. Aufl.). Weinheim: Psychologie-Verlags-Union.

Steinhausen, H.-Ch. (2000). Verhaltenstherapie und Verhaltensmedizin bei Kindern. (2. Aufl.). Weinheim: Beltz.

Steinhausen, H.-C. (2006). Psychische Störungen bei Kindern und Jugendlichen (6. neu bearb. Aufl.). München & Jena: Urban & Fischer.

Warschburger, Petra (2001). Adipositastraining mit Kindern und Jugendlichen. Weinheim: Beltz.

Wittchen, H.-U., Zaudig, M. & Fydrich, T. (1997). Strukturiertes Klinisches Interview für DSM-IV (SKID I/II). Göttingen: Hogrefe.

Zielke, M. & Sturm, J. (Hrsg.). (1994). Stationäre Verhaltenstherapie. Weinheim: Beltz.

Übungsaufgaben zum Praxisbeispiel „Petra"

Aufgabe 1:

(a) Welche weiteren diagnostischen Methoden und Informationsquellen würden Sie in diesem Praxisbeispiel einsetzen beziehungsweise nutzen?

(b) Welche ergänzenden Therapieziele sind zu formulieren?

Aufgabe 2:

Erstellen Sie für das dargestellte Praxisbeispiel einen Behandlungsplan, bei dem unterschiedliche verhaltenstherapeutische Methoden eingesetzt und kombiniert werden; zum einen (a) in einer allgemeinen Übersicht für den gesamten Therapieverlauf; zum anderen (b) speziell für die ersten fünf Wochen der Behandlung (nach der zweiwöchigen Diagnosephase). Pro Woche findet eine therapeutische Sitzung mit 60 Minuten statt.

> Hinweis zur Seminargestaltung: Für die Bearbeitung dieser Aufgabe ist es empfehlenswert, den Baustein 7 (Behandlungsplan) aus der ursprünglichen Fallkonzeption heraus zu nehmen.

Aufgabe 3:

Führen Sie ein Rollenspiel zum Thema „Rückfallprophylaxe" insbesondere unter Berücksichtigung kognitiver Interventionsmethoden durch.

Rollen: Jugendliche, TherapeutIn, zwei BeobachterInnen und ein/-e ProtokollantIn.

Instruktion für die BeobachterInnen: Bitte achten Sie bei der Auswertung speziell auf inhaltliche Aspekte (welche Methoden wurden zu Rückfallprophylaxe vorgeschlagen?) sowie interaktionelle Aspekte.

Aufgabe 4:

Erarbeiten Sie einen Verstärkerplan zur Gewichtsreduktion (ggf. im Rollenspiel).

Aufgabe 5:

Führen Sie ein Rollenspiel zum Aufbau von Therapiemotivation nach einem Rückfall durch.

Rollen: Jugendliche, TherapeutIn, zwei BeobachterInnen und ein/-e ProtokollantIn.

Instruktion für die BeobachterInnen: Bitte achten Sie bei der Auswertung speziell auf inhaltliche Aspekte (welche Methoden wurden zu Rückfallprophylaxe vorgeschlagen?) sowie auf interaktionelle Aspekte.

Die Autorinnen

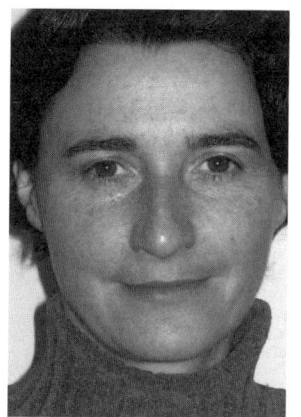

Prof. Dr. Karin Schleider (Dipl. Psychologin/ Sonderpädagogin M.A.) ist approbierte Kinder- und Jugendlichenpsychotherapeutin und leitet die Abteilung für Beratung und Klinische Psychologie an der Pädagogischen Hochschule Freiburg. Sie lehrt und forscht im Bereich der Prävention, Intervention & Rehabilitation von Lern-, Verhaltens- und Entwicklungsstörungen im Kindes- und Jugendalter.

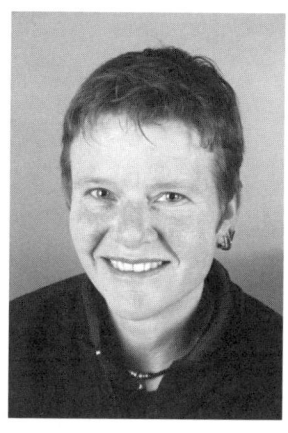

Dr. phil. Gisela Wolf (Dipl. Psychologin) ist wissenschaftliche Mitarbeiterin in der Abteilung für Beratung und Klinische Psychologie der Pädagogischen Hochschule Freiburg. Sie lehrt und forscht ebenfalls im Bereich Lern-, Verhaltens- und Entwicklungsstörungen mit dem Schwerpunkt Netzwerk psychosozialer Versorgung.